Anne-Christine Rat

Amiqual (OAKHQOL)

Anne-Christine Rat

Amiqual (OAKHQOL)

Echelle de qualité de vie pour les patients atteints d'arthrose de hanche et de genou

Presses Académiques Francophones

Impressum / Mentions légales
Bibliografische Information der Deutschen Nationalbibliothek: Die Deutsche Nationalbibliothek verzeichnet diese Publikation in der Deutschen Nationalbibliografie; detaillierte bibliografische Daten sind im Internet über http://dnb.d-nb.de abrufbar.
Alle in diesem Buch genannten Marken und Produktnamen unterliegen warenzeichen-, marken- oder patentrechtlichem Schutz bzw. sind Warenzeichen oder eingetragene Warenzeichen der jeweiligen Inhaber. Die Wiedergabe von Marken, Produktnamen, Gebrauchsnamen, Handelsnamen, Warenbezeichnungen u.s.w. in diesem Werk berechtigt auch ohne besondere Kennzeichnung nicht zu der Annahme, dass solche Namen im Sinne der Warenzeichen- und Markenschutzgesetzgebung als frei zu betrachten wären und daher von jedermann benutzt werden dürften.

Information bibliographique publiée par la Deutsche Nationalbibliothek: La Deutsche Nationalbibliothek inscrit cette publication à la Deutsche Nationalbibliografie; des données bibliographiques détaillées sont disponibles sur internet à l'adresse http://dnb.d-nb.de.
Toutes marques et noms de produits mentionnés dans ce livre demeurent sous la protection des marques, des marques déposées et des brevets, et sont des marques ou des marques déposées de leurs détenteurs respectifs. L'utilisation des marques, noms de produits, noms communs, noms commerciaux, descriptions de produits, etc, même sans qu'ils soient mentionnés de façon particulière dans ce livre ne signifie en aucune façon que ces noms peuvent être utilisés sans restriction à l'égard de la législation pour la protection des marques et des marques déposées et pourraient donc être utilisés par quiconque.

Coverbild / Photo de couverture: www.ingimage.com

Verlag / Editeur:
Presses Académiques Francophones
ist ein Imprint der / est une marque déposée de
OmniScriptum GmbH & Co. KG
Heinrich-Böcking-Str. 6-8, 66121 Saarbrücken, Deutschland / Allemagne
Email: info@presses-academiques.com

Herstellung: siehe letzte Seite /
Impression: voir la dernière page
ISBN: 978-3-8381-4633-1

Zugl. / Agréé par: Lorraine Université

Copyright / Droit d'auteur © 2014 OmniScriptum GmbH & Co. KG
Alle Rechte vorbehalten. / Tous droits réservés. Saarbrücken 2014

SOMMAIRE

PARTIE 1. PRESENTATION GENERALE 7
- *1.1. INTRODUCTION* 7
- *1.2. CADRE CONCEPTUEL* 14
  - 1.2.1. le concept de qualité de vie liée à la santé 14
    - 1.2.1.1. Définition de la Santé 14
    - 1.2.1.2. Définition de la qualité de vie 15
  - 1.2.2. La Classification Internationale du Fonctionnement et de la Santé 16
    - 1.2.2.1. Définition 16
    - 1.2.2.2. Relation avec la qualité de vie 20
    - 1.2.2.3. Justification et apports de son développement 21
- *1.3. MESURES DE QUALITE DE VIE* 24
  - 1.3.1. La mesure 24
    - 1.3.1.1. La mesure en santé 24
    - 1.3.1.2. Typologie des instruments de mesure de qualité de vie 24
    - 1.3.1.3. Les Patient-Reported Outcomes 29
  - 1.3.2. Le développement des instruments de mesure de qualité de vie 30
    - 1.3.2.1. Etape qualitative 30
    - 1.3.2.2. Etape quantitative: étude des propriétés psychométriques 35
    - 1.3.2.3. Sélection des items 38
    - 1.3.2.4. Format du questionnaire 40
    - 1.3.2.5. Conditions d'application 40
    - 1.3.2.6. Interprétation des résultats de qualité de vie obtenus 40
- *2.1. INTRODUCTION* 45
- *2.2. L'ARTHROSE* 47
  - 2.2.1. Epidémiologie de l'arthrose en population générale 47
  - 2.2.2. Déterminants de l'évolution structurale de l'arthrose des membres inférieurs 50
  - 2.2.3. La qualité de vie dans l'arthrose 51
  - 2.2.4. Déterminants de l'évolution clinique de l'arthrose 55
- *2.3. LES INSTRUMENTS DE MESURE DANS L'ARTHROSE* 56
  - 2.3.1. Recommandations pour des mesures des conséquences de l'arthrose 56
  - 2.3.2. Description des différents instruments utilisés dans l'arthrose des membres inférieurs 58
  - 2.3.3. Comparaison des instruments: de leur contenu et de leurs propriétés 61

PARTIE 2. OBJECTIF DE LA RECHERCHE 64
- *3.1. PROGRAMMES DE RECHERCHE* 65
- *3.2. DEVELOPPEMENT DE L'AMIQUAL* 70
  - 3.2.1. Schéma général du développement 70
  - 3.2.2. Étape qualitative 75
    - *3.2.2.1. Comparaison des méthodes de génération d'items* 75
    - 3.2.2.2. Contenu de l'AMIQUAL 78
  - 3.2.3. Etape quantitative 80
    - 3.2.3.1. Analyse des propriétés psychométriques 80
    - 3.2.3.2. Analyse de la sensibilité au changement 83
  - 3.2.4. Interprétation des scores 85
    - 3.2.4.1. Différence minimale cliniquement significative et qualité de vie acceptable pour le patient 85
  - 3.2.5. Etude des conditions d'application 89
    - 3.2.5.1. Effet de l'ordre de présentation des questionnaires de qualité de vie spécifique et générique dans l'arthrose de hanche et de genou 89
  - 3.2.6. Applications 91
    - 3.2.6.1. Déterminants de la satisfaction des soins après arthroplastie totale de hanche ou de genou ? 91
    - 3.2.6.2. Impact de la satisfaction des soins sur la qualité de vie un an après une arthroplastie totale de hanche ou de genou. 92
    - 3.2.6.3. Mesures de la satisfaction des soins et qualité de vie après prothèse totale de hanche ou de genou 95
- *3.3. SYNTHESE ET PERSPECTIVES* 97
  - 3.3.1. Synthèse 97
    - 3.3.1.1. Résumé du contenu de l'AMIQUAL 97
    - 3.3.1.2. Résumé des caractéristiques et des propriétés métrologiques de l'AMIQUAL 104
  - 3.3.2. Perspectives 109
    - 3.3.2.1. Etude des propriétés métrologiques 109
      - 3.3.2.1.1. Modèles de réponse à l'item 109
    - 3.3.2.2. Poursuite du développement 109
      - 3.3.2.2.1. Développement international 109
    - 3.3.2.3. Applications 109

3.3.2.3.1.	OQUAPIS	109
3.3.2.3.2.	AMIPRO	109
3.3.2.3.3.	Cohorte 3000 arthroses	110

Liste des abréviations :
ACP: Analyse en Composantes Principales
AIMS: Arthritis Impact Measurement Scales
AINS: Anti-Inflammatoires Non Stéroïdiens
AMIPRO: Arthrose des Membres Inférieurs et PROthèse
AMIQUAL: Arthrose des Membres Inférieurs et QUAlité de vie
AMISAT: Arthrose des Membres Inférieurs et Satisfaction des soins
AMM: Autorisation de Mise sur le Marché
CART: Classification and Regression Tree analysis
CHIEF: Craig hospital inventory of environmental factors
CHU: Centre Hospitalier Universitaire; CHR: Centre Hospitalier Régional; CHG : Centre Hospitalier Général
CIM: Classification Internationale des Maladies
CIF : Classification Internationale du Fonctionnement, du handicap et de la santé
CCI: Coefficient de Corrélation Intraclasse
COMP: Cartilage Oligomérique Protéine
CPMP/EMEA European Agency for the Evaluation of Medicinal Products/Committee for Proprietary Medicinal Products
DMCS: Différence Minimale Cliniquement Significative
EMIR: Echelle de Mesure de l'Impact en Rhumatologie
EULAR: European League Against Rheumatism
EVA : Echelle Visuelle Analogique
FDA: Food and Drug Administration
GREES: Group for the Respect of Ethics and Excellence in Science
HAQ : Health Assessment Questionnaire
IKS: Knee Society clinical rating system
ILAR: International League of Associations for Rheumatology
IMC: Indice de Masse Corporelle
IMMPACT: Initiative on Methods, Measurement, and Pain Assessment in Clinical Trials
ISOQOL: International Society for Quality of Life research
LDAS: Low Disease Activity State
Mactar: McMaster-Toronto Arthritis patient function preference questionnaire
MCII: Minimum Clinically Important Improvement
NHANES survey: National Health and Nutrition Examination Survey
NHP: Nottingham Health Profile
OAKHQOL: OsteoArthritis for Knee and Hip Quality Of Life
OARSI: Osteoarthritis Research Society International
OMERACT: Outcome Measures in Rheumatology
OMS : Organisation Mondiale de la Santé
OQUAPIS: Observatoire de la QUAlité de vie des Patients traités par Injections de Synvisc
PASI : Patient Specific Index
PASS : Patient Acceptable Symptom State
PET: Patient Elicitation Technique
PJHQ : Patient Judgments of Hospital Quality questionnaire
PRO: Patient Reported Outcomes
PTH: Prothèse Totale de Hanche
PTG: Prothèse Totale de Genou
QCS: Quality of Care Scale
QVA : Qualité de Vie Acceptable pour le patient
QV: Qualité de Vie
RMS : Réponses Moyennes Standardisées
ROC: Receiver Operating Characteristic curves
SEIQoL: Schedule for the Evaluation of the Individual Quality of Life
SIP: Sickness Impact Profile
UN: Unités Normalisées
WHO: World Health Organization
WOMAC: Western Ontario and McMaster questionnaire

Synopsis
Contexte : Dans l'arthrose, il est probable que des aspects spécifiques de la qualité de vie liée à la santé soient altérés par la maladie. Cependant il n'existe pas d'instrument spécifique mesurant la qualité de vie des patients atteints d'arthrose des membres inférieurs. L'objectif du développement de l'AMIQUAL était de créer un instrument de qualité de vie spécifique de l'arthrose de hanche et de genou capable d'appréhender la perception que les patients ont de leur maladie et qui posséderait les propriétés psychométriques requises pour être utilisé dans les essais cliniques, les études observationnelles et en pratique clinique.
Objectifs: L'objectif général du travail était de décrire les étapes du développement de l'instrument, d'analyser ses propriétés et ses conditions d'applications et d'étudier son application dans une étude de cohorte. Les objectifs spécifiques étaient d'analyser le contenu, les propriétés psychométriques, l'interprétation des scores et les conditions d'application de l'AMIQUAL et d'étudier son application dans une étude de suivi de prothèses totales de hanche ou de genou et de viscosupplémentation de hanche.
Méthodes : L'AMIQUAL a été développé en 3 étapes. Une première étape, qualitative, a permis de définir le concept et le contenu de l'instrument, de générer du discours et de créer des items. Le contenu de l'AMIQUAL a ensuite été analysé en étudiant comment l'AMIQUAL couvrait les catégories du « Core set arthrose » de la Classification Internationale du Fonctionnement et de la Santé. De plus, le développement d'un nouvel instrument de qualité de vie a été l'occasion de comparer plusieurs méthodes de génération d'items à partir des entretiens de patients et d'experts de la maladie. La seconde étape du développement, quantitative, a été réalisée chez des patients suivis pour coxarthrose ou gonarthrose recrutés en rhumatologie et en chirurgie orthopédique. Elle a étudié les propriétés des items et a déterminé les dimensions et la structure factorielle du questionnaire. La dernière étape a consisté en une analyse psychométrique des dimensions. La sensibilité au changement qui est une des caractéristiques les plus importantes pour les études de cohortes ou les essais cliniques a été étudiée dans 2 situations cliniques rencontrées par les patients suivis pour arthrose : l'arthroplastie de hanche et de genou, et les injections d'acide hyaluronique. Afin d'étudier les conditions d'application de l'AMIQUAL, l'ordre de présentation des questionnaires SF36 et AMIQUAL de 340 patients a été tiré au sort. Les différences de niveau de qualité de vie déclarée et la qualité des réponses ont été comparées dans les groupes où l'AMIQUAL était présenté en 1er ou en 2nd. L'AMIQUAL a été utilisé dans la cohorte AMISAT dont l'objectif était d'étudier la nature des relations entre qualité de vie pré-opératoire, satisfaction au décours de l'hospitalisation et qualité de vie à distance de l'hospitalisation.
Résultats : L'analyse de contenu de l'AMIQUAL par rapport à la CIF a montré que l'AMIQUAL couvrait un large éventail des catégories « Core set arthrose » de la CIF mais était aussi plus spécifique et précis sur certains aspects pertinents pour les patients atteints d'arthrose comme par exemple la fonction émotionnelle.
La comparaison des différentes méthodes de génération d'items utilisées lors du développement de l'instrument a montré que celles-ci n'étaient pas équivalentes, ne faisaient pas émerger les mêmes items avec la même fréquence et que l'association de plusieurs méthodes pouvait garantir une meilleure exhaustivité. L'étude de validité et de reproductibilité confirme que l'AMIQUAL présente les propriétés psychométriques requises. L'analyse a permis d'identifier 5 dimensions ('Activités Physiques', 'Douleur', 'Santé Mentale', 'Activités Sociales' et 'Soutien Social') parmi les 43 items. Trois items sont indépendants. L'analyse des dimensions a montré que la reproductibilité, la validité de construction et les capacités discriminantes de l'instrument étaient satisfaisantes. La capacité à détecter un changement après mise en place de prothèse était élevée pour les différentes dimensions à l'exception des dimensions 'Activités Sociales' et 'Soutien social'. Après injection d'acide hyaluronique, la capacité à détecter un changement des différentes dimensions était basse sauf pour la dimension 'douleur'. Ces résultats étaient concordants entre les différentes échelles de mesure et sont expliqués par la faible ou la non efficacité du traitement. L'influence de l'ordre de présentation des questionnaires de qualité de vie générique (SF36) et spécifique (AMIQUAL) était minime tant sur les niveaux de mesure que sur la qualité des réponses. L'utilisation de l'AMIQUAL chez les patients opérés pour arthroplastie de hanche ou de genou pour arthrose au cours du programme AMISAT a permis de mettre en évidence une relation entre le niveau de satisfaction des soins à la sortie du séjour et le gain des scores de qualité de vie à moyen terme.
Conclusions : L'AMIQUAL est la 1ère échelle de mesure du concept multidimensionnel de qualité de vie, spécifique de l'arthrose de hanche et de genou. Il s'agit d'un auto-questionnaire permettant de capturer des aspects spécifiques de la qualité de vie rencontrés par les patients qui ne sont pas pris en compte par les autres instruments utilisés dans l'arthrose des membres inférieurs. Il est simple, facile à employer et peut être utilisé dans les essais cliniques, les études épidémiologiques et les études descriptives.

Discipline: Epidémiologie et Santé Publique
Mots clés: Qualité de vie, arthrose, hanche, genou, méthodologie
Intitulé et adresse de l'UFR: Faculté de médecine de Nancy, Ecole de Santé Publique – EA 4003, 9 avenue de la forêt de Haye, 54505 Vandoeuvre Les Nancy

Publications

Comparaison des méthodes de génération d'items
Rat AC, Pouchot J, Guillemin F, Baumann M, Retel-Rude N, Spitz E, Coste J. Content of quality of life instruments is affected by item generation methods. Int J Qual Health Care. 2007; 19(6):390.

Analyse de contenu
Rat AC, Guillemin F Pouchot J. Mapping the OsteoArthritis Knee and Hip Quality Of Life scale to the International Classification of Functioning, Disability and Health and comparison to five health-status instruments used in osteoarthritis. Rheumatology (Oxford). 2008 ;47 (11):1719-25.

Analyse des propriétés psychométriques
Rat AC, J Coste, J Pouchot, M Baumann, E Spitz, N Retel-Rude, JS Le Quintrec, D Dumont-Fischer, F Guillemin. OAKHQOL: A new instrument to measure quality of life in knee and hip osteoarthritis. J Clin Epidemiol. 2005; 58 (1):47-55.

Analyse de la sensibilité au changement
Rat AC, Pouchot J, Coste J, Baumann C, Spitz E, Retel-Rude N, Baumann M, Le Quintrec JS, Dumont-Fischer D, Guillemin F; et le groupe Qualite de Vie en Rhumatologie. Development and testing of a specific quality-of-life questionnaire for knee and hip osteoarthritis: OAKHQOL (OsteoArthritis of Knee Hip Quality Of Life). Joint Bone Spine. 2006; 73(6):697-704

Interprétation des scores : détermination de la différence minimale cliniquement significative et de la qualité de vie acceptable pour le patient

Communications:
*Rat AC, Baumann C, Osnowycz G, Mainard D, Delagoutte JP, Cuny C, Guillemin F. Clinically relevant change and patient acceptable quality of life after total hip or knee replacement surgery for osteoarthritis. EULAR, Amsterdam, juin 2006. Annals of the Rheumatic Diseases 2006,65 (suppl2): 599

Etude des conditions d'application: Effet de l'ordre d'administration des questionnaires
Rat AC, Baumann C, Klein S, Loeuille D, Guillemin F. Effect of the order of presentation of a generic and a specific Quality of Life instrument in knee and hip osteoarthritis: a randomised study. Osteoarthritis Cartilage. 2008. 16 (4):429-35.

Applications
AMISAT: Arthrose des Membres Inférieurs et SATisfaction des soins
Baumann C, Rat AC, Osnowycz G, Mainard D, Delagoutte JP, Nizard R, Cuny C, Begue T, Guillemin F. Clinical presentation and preoperative quality of life do not predict satisfaction with care after total hip or knee replacement. J Bone Joint Surg. 2006; 88-B(3):366-373.

Baumann C, Rat AC, Osnowycz G, Mainard D, Cuny C, Guillemin F. Satisfaction with care after total hip or knee replacement predicts self-perceived health status after surgery. BMC Musculoskelet Disord. 2009;10(1):150.

Baumann C, Rat AC, Mainard D, Cuny C, Guillemin F. The importance of patient satisfaction with care in predicting quality of life after total joint arthroplasty. Qual life research 2011; 20(10):1581-8.

Viscosupplémentation de hanche
Rennesson-Rey B, Chary-Valckenaere I, Bettembourg- Brault I, Rat AC, Juge N, Pourel J, Loeuille D. Does joint effusion influence the clinical response to a single Hylan GF-20 injection for hip osteoarthritis ? Joint Bone Spine. 2008;75(2):182-8.

Partie 1. Présentation générale

1 DEVELOPPEMENT DES INSTRUMENTS DE QUALITE DE VIE

1.1. INTRODUCTION

La mesure du résultat d'un traitement ou de l'impact d'une maladie par les patients, la prise en compte de leur point de vue, de leur propre perception de leur qualité de vie s'est progressivement imposée (1, 2). Il est maintenant reconnu que des informations peuvent être perdues par l'évaluation du clinicien, que certains effets des traitements ne sont connus que des patients et qu'il est impératif de connaître l'avis des patients sur l'efficacité des traitements.

Intérêt de la mesure de la qualité de vie
Les applications potentielles de la mesure de la qualité de vie sont nombreuses: mesure des conséquences des maladies et suivi, évaluation des prises en charge (recherche évaluative), étude des facteurs prédictifs d'évolution (recherche pronostique), étude des facteurs prédictifs de la qualité de vie (recherche étiologique) et intérêt en pratique clinique.

<u>Mesure des conséquences des maladies et description de leur évolution</u>
La mesure de la qualité de vie doit permettre de décrire l'impact des maladies sur la personne, de décrire les conséquences des maladies en fonction de leur sévérité et de décrire l'histoire naturelle de chaque maladie. Il faut toutefois établir les normes ou références de ces outils pour que la qualité de vie des patients atteints d'une maladie chronique puisse être comparée à la qualité de vie des personnes non malades du même âge. En effet, comment connaître l'impact des mesures qui seront prises pour améliorer la qualité de vie des personnes atteintes de maladies chroniques si on ne sait pas à quels scores les comparer. Il

est donc très important de pouvoir disposer de repères en population générale, et par type de population : enfants, adolescents, adultes, personnes âgées. Les approches longitudinales, mesures répétées de la qualité de vie sur le même échantillon de personnes à quelques années d'intervalle permettent de juger précisément de l'ampleur du changement et de pouvoir rattacher ce changement à sa cause : amélioration de la prise en charge, de l'état du patient, de l'environnement social, professionnel ou affectif ou adaptation à la maladie.

Recherche clinique
Recherche évaluative: évaluation de la prise en charge:
Le développement de l'utilisation des instruments de la qualité de vie liée à la santé a été majeur ces dernières années dans le domaine de la recherche et de façon générale comme critère de jugement pour l'efficacité et la pertinence de certaines interventions notamment du médicament dans le domaine de la santé. La promotion de la qualité de vie comme critère d'appréciation lors des autorisations et avis sur les médicaments et dispositifs médicaux est indispensable. L'autorisation de mise sur le marché (AMM), que ce soit pour le médicament ou les dispositifs médicaux, est actuellement menée au moins pour partie au niveau européen. Les instances européennes (European Agency for the Evaluation of Medicinal Products/Committee for Proprietary Medicinal Products (CPMP/EMEA)) sont encore réticentes dans la considération des mesures de qualité de vie comme critère d'efficacité des thérapeutiques. En aval de l'AMM, les commissions définissant, en France, le service médical rendu ainsi que l'amélioration du service médical rendu incluent le plus souvent officiellement dans leurs objectifs la considération de mesures de qualité de vie. Dans les faits, cette considération est cependant marginale et des mesures plus conventionnelles (survie notamment) ont un pouvoir de conviction largement supérieur. Cette distorsion est parfois abusive et relève en tout état de cause d'un arbitrage inconscient (durée/qualité de vie) non explicité et bien entendu sans

aucun support scientifique. Malgré tout, les mesures des Patient Reported Outcomes (PRO) sont actuellement incorporées dans les essais thérapeutiques même si les informations qu'elles apportent ne sont pour l'instant que partiellement prises en compte dans les décisions. Cette intégration des mesures de PRO dans les études a motivé la création de groupes de recherche dont l'objectif est de produire des recommandations d'utilisation de ces mesures à l'échelle internationale. L'objectif est notamment de définir un cadre méthodologique standard d'utilisation des mesures de qualité de vie ou plus généralement des PRO (3, 4). En février 2006, la Food and Drug Administration (FDA) a publié des recommandations préliminaires pour l'industrie qui guident l'utilisation des PRO lors du développement des produits médicaux et des demandes d'AMM. Un meeting de l'International Society for Quality of Life research (ISOQOL) a également été consacré aux PRO et aux recommandations de la FDA (5, 6).

Dans le cas d'interventions non médicamenteuses la qualité de vie doit également pouvoir être un critère de jugement : évaluation des pratiques de soins, de programmes d'éducation des patients, de programmes de formation des professionnels de santé, d'actions visant à améliorer l'intégration sociale et professionnelle et de toute autre action visant à améliorer la qualité de vie et la participation des personnes atteintes de maladie chronique

Recherche pronostique: la qualité de vie comme facteur prédictif d'évolution
La qualité de vie est parfois utilisée comme facteur prédictif de l'évolution d'une maladie. Ainsi, dans l'arthrose des membres inférieurs, le niveau de qualité de vie pré-opératoire est prédictif de l'évolution après mise en place de prothèse de hanche ou de genou (7, 8). On peut ainsi mieux déterminer le moment le plus propice pour proposer ce type d'intervention.

Recherche étiologique: déterminants de la qualité de vie

Sous le terme «déterminants de la santé et de la qualité de vie» sont regroupés un ensemble très disparate de facteurs ou de phénomènes dont la présence est susceptible de modifier le niveau de santé et de qualité de vie des individus. La nature du lien entre les déterminants est très complexe. Certains peuvent agir isolément, d'autres en association ; la nature du lien est extrêmement variable, cause parfois directe, parfois indirecte par l'intermédiaire d'une chaîne causale plus ou moins longue. L'action des déterminants peut être indépendante ou, au contraire agir en interaction avec les autres sous forme d'un renforcement ou d'une atténuation de l'effet.

L'identification de facteurs de variation susceptibles d'être pris en compte dans l'interprétation des scores de qualité de vie est fondamentale. Des facteurs démographiques (sexe, âge...), médicaux, personnels et environnementaux modifient la qualité de vie perçue ou favorisent les trajectoires de protection ou de fragilisation de la qualité de vie du sujet. La connaissance et la compréhension des déterminants de la santé ou de la qualité de vie sont essentielles pour le choix d'actions à mener.

Evaluation médico-économique: comme pour les traitements médicamenteux, l'évaluation des pratiques médicales et des interventions doivent bénéficier d'une évaluation médico-économique. Le but est de promouvoir les meilleures actions en terme de gain ou de maintien de l'état de santé qu'elles apportent et de coût. Dans ce type de recherche, la qualité de vie permet de mesurer le bénéfice.

En pratique clinique

L'utilisation des instruments de qualité de vie liée à la santé en routine clinique dans la prise en charge des patients et son utilisation comme instrument de décision individuelle médicale est restée très limitée. Les bénéfices attendus d'une telle utilisation de ces mesures pourraient être cependant relativement nombreux : facilitation de la communication professionnel de santé /patient, opportunité pour les professionnels de santé de découvrir et de soigner des problèmes que le patient n'évoque pas spontanément au cours du dialogue singulier, amélioration de la qualité des soins et ainsi de l'état de santé des patients, implication des patients dans les choix médicaux. La mesure de la qualité de vie pourrait être utilisée pour mieux analyser les attentes et l'impact de la maladie sur le patient et utiliser les changements de qualité de vie comme instrument de suivi du patient atteint de maladie chronique. Elle pourrait améliorer la prise en charge médicale en permettant de définir des critères de réponse aux traitements et d'utiliser les scores de qualité de vie comme des aides à la décision. Cette utilisation implique que l'on puisse déterminer la signification des scores (par rapport à des populations de référence) et la signification de leur variation. De plus, la mesure de la qualité de vie pourrait améliorer l'adhérence aux traitements, la satisfaction des soins, la gestion de la maladie par les patients et le coping.

Plusieurs revues systématiques d'essais randomisés ont été publiées dans la littérature internationale pour essayer de répondre à ces questions et démontrer l'intérêt de l'acte d'effectuer des mesures de qualité de vie pour améliorer la prise en charge des patients. Ces études diffèrent assez considérablement par leur méthodologie et les populations visées. Les principales ont été réalisées chez des patients en consultation et en particulier chez des patients atteints de cancer (9-12). L'acte de mesurer la qualité de vie améliore la discussion patient-médecin puisque les questions relatives à la qualité de vie abordées et prises en compte au cours de la consultation sont plus nombreuses (13, 14). Par contre la détection de problèmes n'a pas été démontrée à 12 mois (9-11) et peu d'études ont démontré un impact de cette mesure sur la prise charge des problèmes : peu de traitements sont mis en route et peu d'avis spécialisés sont demandés. Aucun essai sur l'utilisation des données de qualité de vie comme aide à la décision n'a encore été réalisé. Par ailleurs, le bénéfice de l'acte d'effectuer une mesure de la qualité de vie sur la qualité de vie elle-même et sur la satisfaction a rarement été démontré (14). De nombreux facteurs peuvent influencer le résultat de l'utilisation des mesures de qualité de vie en pratique clinique : l'échelle de qualité de vie utilisée, la présentation des résultats aux cliniciens, la fréquence de la mesure, la réalisation pratique, les connaissances et attitudes des cliniciens, les caractéristiques et les besoins des patients et l'environnement de la consultation.

La sous-utilisation d'instruments standardisés en clinique contraste d'ailleurs avec le fait que les cliniciens déclarent le plus souvent donner priorité à la qualité de vie du patient dans leurs décisions.

Mais les obstacles à la mise en œuvre de mesures de qualité de vie en pratique clinique sont également très nombreux :

- manque de temps et de ressources humaines pour recueillir, analyser, calculer les scores et en interpréter les résultats (15)
- manque d'implication d'autres professionnels de santé
- manque de connaissance pour choisir l'instrument adéquat, interpréter les scores et leurs changements au cours du temps
- de façon plus globale, scepticisme des professionnels de santé vis-à-vis de la validité des instruments disponibles
- écart peut-être insurmontable entre le point de vue et les champs d'intérêt des professionnels et des patients (16)
- absence de recommandation et de données sur l'utilisation potentielle des mesures de qualité de vie comme aides à la décision

L'ensemble de la littérature disponible suggère donc qu'il est possible en l'état actuel des connaissances de recommander la promotion de la mesure de la qualité de vie dans la pratique clinique mais d'autres travaux sont nécessaires. Par exemple, il faudrait identifier la meilleure façon de présenter l'information aux cliniciens, explorer la valeur de l'utilisation des mesures de qualité de vie dans des équipes multidisciplinaires, explorer l'impact de mesures sur la prise de décision, développer des recommandations de prise en charge prenant en compte les résultats de mesures de qualité de vie.

Intérêt du développement des instruments de mesure de qualité de vie
Les mesures de qualité de vie reposent sur les jugements que portent les sujets eux-mêmes sur leur état de santé. A ces sujets on demande de dire dans quelle mesure ils sont satisfaits de leur santé ou de la vie qu'ils mènent et dans quelle mesure leur existence a été modifiée par leur maladie et par les interventions médicales qu'ils ont subies. Les mesures de la qualité de vie sont obtenues à partir de l'analyse des réponses des sujets à un questionnaire standardisé.

Cependant, la sélection de questionnaires appropriés pour une application donnée n'est pas toujours facile. Ils doivent être sélectionnés selon les domaines qu'ils mesurent, l'objectif de l'étude, la population et la maladie. En pratique, la disponibilité des instruments appropriés est dépendante de leur existence, de leur traduction-adaptation (17, 18) éventuelle, de copyrights et de leur accès payant ou non. Le choix des instruments est également dépendant de la qualité de leur processus de développement.

L'étude des propriétés des instruments de mesure est complexe, extrêmement variable d'un instrument à l'autre et a beaucoup évolué depuis 15 ans. Les recherches sur les concepts de qualité de vie, sur le développement d'instruments de mesure et sur l'étude des propriétés métrologiques sont en constante évolution. Les concepts de et autour de la qualité de vie ne sont pas uniques et figés. Les recherches conceptuelles comportent notamment des travaux sur les concepts de la qualité de vie et leur représentations, sur la définition de la maladie chronique ainsi que sur l'adaptation et l'utilisation de la Classification Internationale du Fonctionnement et de la santé et son articulation avec les outils de mesure de la qualité de vie. Les travaux de recherche métrologique visent à mettre au point et mieux connaître les instruments et méthodes de mesure de la qualité de vie.

Les publications de comparaison d'échelles de qualité de vie fleurissent et montrent bien les insuffisances de développement, d'étude des propriétés métrologiques, psychométriques, des conditions d'application ou d'interprétation des différentes échelles.

Si de nombreux instruments de qualité de vie génériques ou spécifiques ont été développés ces dernières années, pour certaines maladies aucun instrument de mesure de qualité de vie spécifique n'est disponible. L'arthrose fait partie de ces maladies pour laquelle aucun instrument spécifique n'existe.

1.2. CADRE CONCEPTUEL
1.2.1. le concept de qualité de vie liée à la santé
1.2.1.1. Définition de la Santé

L'organisation Mondiale de la Santé (OMS) a défini en 1946 la santé comme *« un état de complet bien-être physique, mental et social et pas seulement comme l'absence de maladie ou d'infirmité »*. Cette définition a été complétée en 1986 dans le cadre de la Charte d'Ottawa. La promotion de la santé y est alors définie comme le processus qui confère aux populations les moyens d'assurer un plus grand contrôle sur leur propre santé et d'améliorer celle-ci. Cette démarche relève d'un concept définissant la santé comme *« la mesure dans laquelle un groupe ou un individu peut d'une part, réaliser ses ambitions et satisfaire ses besoins et, d'autre part, évoluer avec le milieu ou s'adapter à celui-ci. La santé est donc perçue comme une ressource de la vie quotidienne, et non comme le but de la vie; il s'agit d'un concept positif mettant en valeur les ressources sociales et individuelles, ainsi que les capacités physiques »*.

1.2.1.2. Définition de la qualité de vie

Les définitions peuvent varier suivant les écoles et selon les objectifs de sa mesure.

Selon l'OMS la qualité de vie est *« la perception qu'a un individu de sa place dans l'existence dans le contexte de la culture et du système de valeurs dans lesquels il vit, en relation avec ses objectifs, ses attentes, ses normes et ses inquiétudes. C'est un concept très large influencé de manière complexe par la santé physique du sujet, son état psychologique, son niveau d'indépendance, ses relations sociales ainsi que sa relation aux éléments essentiels de son environnement »* (OMS, 1993).

La qualité de vie peut par ailleurs être définie de façon plus restrictive par rapport aux besoins perçus par les patients (19-22). Pour évaluer la qualité de vie, on peut également considérer l'ensemble des perceptions, des sensations, des émotions et des idées d'un individu, l'ensemble de ses actions et de ses activités, l'ensemble de ses réussites et l'ensemble des évènements et des actions qui l'affectent (23). En fait, la qualité de vie intègre la perception du sujet comme notion essentielle.

En pratique, en médecine, on parle plus volontiers de qualité de vie liée à la santé qui se limite à l'évaluation du retentissement de l'état de santé de l'individu sur la qualité de vie. Cependant, il est difficile d'analyser les composantes de la qualité de vie liée à la santé des composantes non liées à la santé car les interconnexions sont nombreuses : la maladie engendre des modifications de l'image de soi, des habitudes de vie, des relations et stratégies personnelles et des responsabilités.

Pour des raisons de simplicité, le terme de qualité de vie sera utilisé pour exprimer la qualité de vie liée à la santé dans la thèse.

Pour l'essentiel, nos connaissances sur la qualité de vie sont issues de travaux conduits par des équipes anglophones. La qualité de vie est un concept étroitement lié au contexte culturel dans lequel les individus vivent, et n'est pas indépendante du système de soins dont bénéficie la population. Ainsi, les connaissances développées ne sont-elles pas toujours transposables au contexte français. Aussi convient-il d'encourager la mise en œuvre d'une politique de recherche en qualité de vie dans le champ spécifique des maladies chroniques où cette approche prend tout son sens.

1.2.2. La Classification Internationale du Fonctionnement et de la Santé
1.2.2.1. Définition

Pour caractériser les maladies chroniques, l'OMS propose d'associer la Classification Internationale des Maladies (CIM) pour aborder les problèmes de santé en termes médicaux et la Classification Internationale du Fonctionnement, du handicap et de la santé (CIF) (24) pour ce qui concerne l'ensemble des composantes de la santé et les interactions avec le milieu.

La Classification Internationale du Fonctionnement, du handicap et de la santé de 2001 dépasse largement la notion usuelle et polymorphe du handicap, apparue en France dans les années 50 ; elle est issue de la Classification internationale des handicaps adoptée par l'OMS en 1980. La Classification de 2001 en est une transposition positive d'une part, puisqu'elle s'intéresse au fonctionnement et à la santé, et élargie d'autre part à tous les facteurs qui limitent le fonctionnement.

La CIF est un cadre, une classification qui représente l'expérience des patients. Elle indique ce qui doit être mesuré mais pas comment le mesurer. Elle souligne le rôle de l'environnement comme déterminant du fonctionnement ou du handicap : la diminution de la participation ou/et des activités est une conséquence de l'interaction entre un état de santé et des facteurs personnels et environnementaux. Par ailleurs, elle concerne toutes les personnes et ne distingue pas un groupe de personnes dites handicapées: le fonctionnement et les dysfonctionnements sont situés sur un continuum. Cette Classification présente l'intérêt d'établir un consensus international et de proposer un même langage pour les professionnels de santé, les chercheurs, les décideurs et les organisations de patients.

Le principe de la CIF est illustré par le schéma qui comprend trois parties qui interagissent entre elles :

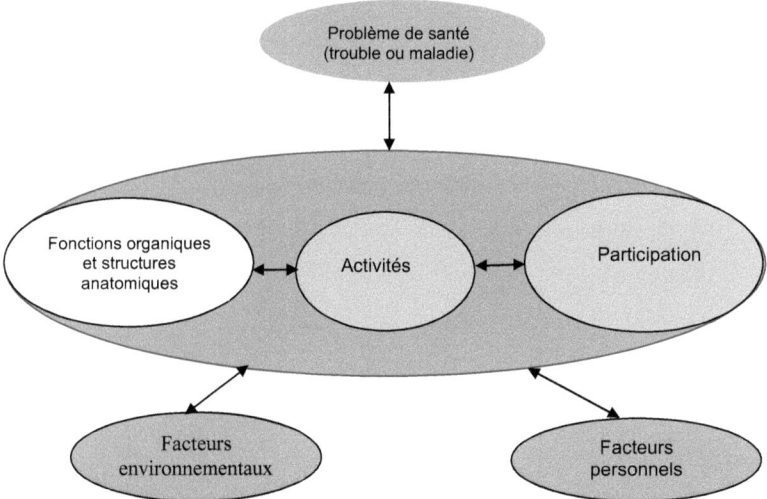

- <u>Les problèmes de santé</u>: terme large pour désigner les maladies et traumatismes mais également les anomalies et prédispositions génétiques, le vieillissement et le stress. Pour l'essentiel, les problèmes de santé peuvent être définis par la Classification Internationale des Maladies.
- <u>Le fonctionnement</u> comprend les fonctions organiques, les structures anatomiques, les activités et la participation à la vie sociale.
    - Les fonctions organiques sont définies comme les fonctions physiologiques, fonctions psychologiques comprises.

- Les structures anatomiques sont les parties anatomiques du corps comme les membres, les organes et leurs composants. Les anomalies touchant les fonctions ou les structures anatomiques sont considérées comme des altérations ou des déficiences.
- L'activité est l'exécution d'une tâche ou d'une action par l'individu et représente la perspective individuelle du fonctionnement. Les difficultés à réaliser les activités sont considérées comme des limitations ou des incapacités (par exemple : limitations de la mobilité comme la marche et la montée des escaliers ou limitations de la préhension)
- La participation à la vie sociale est l'implication de l'individu dans une situation réelle et représente la perspective de fonctionnement dans la société. Les problèmes rencontrés par les individus dans la vie de tous les jours sont des restrictions de la participation (restrictions de la participation à des loisirs et à la vie en société par exemple).

Le fonctionnement et son opposé, le handicap, sont des termes qui décrivent aussi bien les fonctions organiques, les structures anatomiques, les activités et la participation.

- <u>Les facteurs contextuels</u> (facteurs environnementaux et facteurs personnels) influencent le fonctionnement de l'individu. Les facteurs environnementaux et personnels ne sont pas seulement associés à l'apparition de la maladie, mais interagissent avec toutes les composantes du fonctionnement, à savoir les fonctions organiques et structures anatomiques, les activités et la participation.
  - les facteurs environnementaux sont l'environnement physique, social et comportemental dans lequel vit et évoluent les personnes. Ils sont externes aux individus et peuvent avoir une influence positive (facilitateur) ou négative (barrière). Ils sont divisés en :

- Produits et systèmes techniques
- Environnement naturel et modifié par l'homme
- Soutiens et relations
- Attitudes
- Services, systèmes et politiques

- Les facteurs personnels représentent le milieu de vie des patients, l'ensemble des caractéristiques de la personne qui ne correspond pas à un problème de santé ou à un état de santé
  - Caractéristiques socio-démographiques: age, sexe, niveau d'éducation, niveau de revenu, situation familiale, résidence, origine sociale
  - Caractéristiques physiques, psychologiques, relationnelles
  - Comportements, modes de vie : consommations à risque, habitudes
  - Comorbidités
  - Expériences passées
  - Histoire personnelle (événements vécus et circonstances de la vie)
  - Personnalité, Estime de soi, Stratégies d'adaptation, Aspirations

Dans le modèle de la CIF, si le problème de santé constitue un des déterminants majeurs de la participation des individus, les facteurs contextuels qui représentent le cadre de vie du patient sont également primordiaux.

La CIF fournit des listes de catégories permettant de qualifier les fonctions physiques, les structures anatomiques, les activités et la participation et les facteurs environnementaux

1.2.2.2. Relation avec la qualité de vie

La CIF est un système de classification qui permet de reconnaître deux perspectives différentes : celle d'observateurs extérieurs et celle du sujet. La qualité de vie, elle renvoie à la perception des patients.

Ueda S et al ont essayé de replacer la dimension perçue du fonctionnement dans la CIF. Si les mesures observées peuvent détecter les effets des traitements, les mesures perçues complètent et renforcent leur interprétation. L'examen du sens ou de la satisfaction (dimensions perçues) vis-à-vis de la participation et des activités (dimensions perçues mais également observables) est indispensable. La satisfaction concernant l'état de santé, les structures anatomiques et fonctionnelles et les facteurs environnementaux est importante car leur sens peut être différent suivant les individus. La dimension perçue doit également intégrer des réponses plus globales de la situation psychique existentielle (25).

La définition de la dimension perçue du fonctionnement est donc l'ensemble des états d'esprit cognitifs, émotionnels et de motivation d'un individu. Cet ensemble est fait de sentiments négatifs et positifs. C'est l'association d'une expérience de handicap (influence de l'état de santé, de l'altération des fonctions, de limitation des activités ou de la participation) sur l'état d'esprit d'une personne et d'une expérience positive développée pour surmonter ces influences négatives et réorganiser son système de valeur. Ainsi, la perception par les individus des limitations de leurs activités ou des restrictions de leur participation est prise en compte dans les dimensions des activités et de la participation définies par la CIF. En fait, tous les éléments de la CIF peuvent prendre en compte la perception qu'en ont les patients : satisfaction envers l'état de santé, les fonctions et structures corporelles, les activités, la participation et les facteurs environnementaux, les valeurs individuelles et le sens de la vie, les relations émotionnelles avec les autres, le sentiment d'appartenance à un groupe et les attitudes et la personnalité. C'est pourquoi, qualité de vie et CIF sont intimement liées.

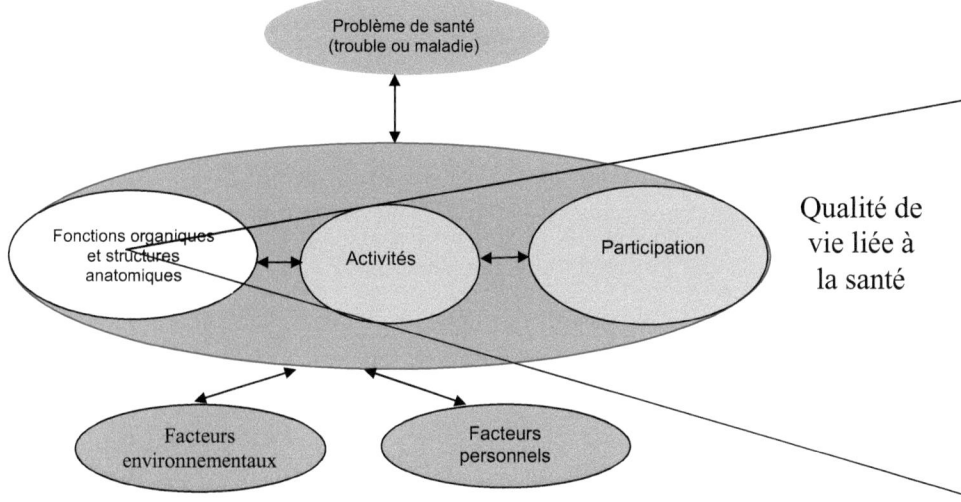

La Qualité de vie englobe les différentes composantes du fonctionnement: les fonctions organiques, les structures anatomiques, les activités et la participation à la vie sociale (26).

1.2.2.3. Justification et apports de son développement

La CIF résulte d'un consensus large et peut ainsi être considérée comme un 'langage standardisé' pour parler du fonctionnement et de la santé: elle permet et facilite les comparaisons entre pays, entre spécialités médicales, paramédicales, non médicales, entre les services et dans le temps.

Elle peut être utilisée pour catégoriser les besoins, associer des types d'interventions à des catégories de besoins et guider l'évaluation des interventions pour les populations concernées.

Catégoriser et caractériser les besoins
Un avantage majeur est qu'elle représente l'impact de la maladie sur la personne indépendamment du diagnostic, qu'elle ajoute une capacité à discriminer les personnes atteintes de la même maladie et quelle s'intéresse au retentissement et non au diagnostic. De plus, elle donne une vision globale de la personne, intègre les comorbidités, les facteurs personnels et environnementaux et reflète la capacité de l'individu à fonctionner malgré la maladie.

La réduction des incapacités, l'amélioration du fonctionnement et de la participation des personnes atteintes de maladie chronique sont des objectifs majeurs de santé publique et doivent pouvoir être analysés. La CIF offre une classification plus adaptée à cette vision de santé publique que les classifications des maladies.

Associer des types d'interventions à des catégories de besoins
Si on essaie d'associer des interventions à des besoins spécifiques de santé basés sur les composants de la CIF, les actions envisageables sur les fonctions organiques et les structures anatomiques (dépendant du patrimoine génétique, des habitudes de vie et des maladies et traumatismes survenus au cours de la vie) sont de nature thérapeutique et préventive. Les activités peuvent être améliorées par la rééducation, la réadaptation fonctionnelle et les assistances techniques. La participation peut bénéficier de la rééducation, des interventions d'amélioration des activités, des modifications de l'environnement, de lois anti-discriminations, d'éducation, d'adaptation, d'amélioration de l'accessibilité et de divers services. Certains facteurs personnels peuvent être accessibles à des traitements (thérapies comportementales par exemple), mais aussi de façon plus complexe par des modifications des facteurs environnementaux externes (modification des normes, des attentes et de la perception du handicap par la société par exemple).

Guider l'évaluation des interventions

La CIF peut guider l'évaluation multidisciplinaire des personnes. Si elle n'est pas un instrument de mesure, ses différentes catégories peuvent être mesurées par différents instruments. Elle permet également de documenter le contenu des instruments de mesure de l'état de santé des patients et de sélectionner les instruments sur la base de leur couverture des différentes catégories de la CIF correspondant à l'objectif de l'étude. Cependant, un travail de mise en relation des différents instruments de mesure avec la CIF est un préalable, et est en cours (27-33).

La CIF représente clairement la place des déterminants de la participation ou de la qualité de vie qui doivent être mieux étudiés. Cependant si les instruments de mesure de l'état de santé peuvent mesurer les activités, la participation et les fonctions, les facteurs environnementaux sont plus rarement mesurés par les différents instruments. Le 'Craig hospital inventory of environmental factors' (CHIEF) qui quantifie les facteurs environnementaux et à été développé d'après le modèle de la CIF (34) en langue anglaise mais n'est pas adapté en Français. Le WhoQoL comporte également une dimension environnement mais celle-ci est beaucoup plus succincte (35).

1.3. MESURES DE QUALITE DE VIE

1.3.1. La mesure

1.3.1.1. La mesure en santé

La mesure est un ensemble de règles pour assigner des nombres à des objets ou sujets, de telle sorte que ces nombres quantifient un attribut. Un attribut est une caractéristique des objets ou sujets pour laquelle ceux-ci peuvent être ordonnés (36).

Il y a un paradoxe à penser que l'on puisse quantifier du qualitatif et mesurer des états tels que la santé ou la qualité de vie, en se basant sur des éléments d'information aussi subjectifs que les opinions des malades. Or des jugements portant sur le qualitatif peuvent être dénombrés statistiquement. La valeur de la mesure dépend de l'analyse qualitative qui est une condition sine qua non de la mesure puisque c'est à partir d'elle que les questions dont seront constitués les instruments sont proposés (37).

Certains phénomènes sont trop complexes pour être mesurés directement. Ces phénomènes complexes sont des constructions intellectuelles ou 'constructs', et sont généralement composées de plusieurs dimensions ou attributs (par exemple pour la qualité de vie : les capacités physiques, le fonctionnement psychologique et les activités sociales). La mesure adéquate de ces phénomènes complexes nécessite le recours à des échelles composites c'est-à-dire composées de plusieurs mesures élémentaires ou items.

Mesurer la qualité de vie est un enjeu important et difficile et chercher à l'améliorer est indispensable, indépendamment des difficultés de mesure.

1.3.1.2. Typologie des instruments de mesure de qualité de vie

Les mesures de qualité de vie reposent sur les jugements que portent les sujets eux-mêmes sur leur état de santé. A ces sujets on demande de dire dans quelle mesure ils sont satisfaits de leur santé ou de la vie qu'ils mènent et dans quelle mesure leur existence a été modifiée par leur maladie et par les interventions médicales qu'ils ont subies.

Les mesures de la qualité de vie sont obtenues à partir de l'analyse des réponses des sujets à un questionnaire standardisé qui comportera 1) un ensemble de descripteurs figurant dans le questionnaire et permettant de définir des états de santé, 2) éventuellement un ensemble de pondérations associées à un état de santé et 3) une fonction d'attribution des valeurs à chacun des états de santé (ou algorithme de calcul des scores). Ces algorithmes permettent de calculer les scores et de fixer la relation entre les réponses des sujets et la mesure des différents concepts étudiés.

La réduction de la qualité de vie à ses descripteurs ou attributs mesurables est le processus fondamental de toute mesure. Il ne s'agit pas de mesurer directement la qualité de vie ou la satisfaction mais de quantifier certains de leurs attributs.

Les instruments de mesure quantifient un phénomène avec des règles. Ce sont des questionnaires standardisés constitués d'un ensemble d'items regroupés en domaines ou dimensions. Un nombre variable de questions explorent un domaine.

Un instrument de mesure est déterminé par plusieurs éléments qui doivent être définis et détaillés au début de sa conception et doivent être analysés lors du choix de l'instrument à utiliser dans une étude:

Son approche conceptuelle
La source des items: groupes de patients, médecins, psychométriciens, autres travailleurs sociaux ou médicaux ou littérature
La méthode de génération des items: entretiens individuels ou de groupe, la méthode d'entretien utilisée, banques d'items, revue de la littérature
La population concernée: Le patient, la personne ou un proche

Le type d'échelle de mesure: nominale, ordinale, d'intervalle ou de proportionnalité.

Le mode le recueil: autoadministré avec ou sans supervision, administré par enquêteur ou par ordinateur

Le type de scores produits: Index (indicateur unique global) ou Profil (ensemble de scores des différentes dimensions explorées).

Le calcul des scores: le score global peut être obtenu de différentes manières: sans ou avec pondération

Les domaines ou dimensions explorés : les domaines les plus souvent explorés sont :

L'état physique des sujets: autonomie, capacités physiques

L'état psychologique: émotivité, humeur (dépression, anxiété), sentiment de bien-être

Le fonctionnement social: participation aux événements sociaux, qualité des relations amicales, familiales et sociales, satisfaction de la vie maritale et/ou professionnelle

Les sensations somatiques: douleur, symptômes

La santé globale ou générale

On peut également citer: le sommeil, l'énergie, la satisfaction générale à l'égard de la vie ...

Le type de questionnaire: générique, spécifique ou personnalisé

Instruments génériques:

Ils sont applicables à toute personne, les dimensions ne sont pas spécifiques à une maladie mais concernent des personnes pouvant souffrir de maladies différentes. Ces instruments permettent donc la comparaison de maladies ou de déterminants et sont capables de détecter des changements dans plusieurs domaines. Cependant, ils sont généralement longs et non correctement ciblés par rapport à la maladie, c'est-à-dire qu'ils sont parfois hors du champ d'intérêt du patient. Les effets observés grâce à un questionnaire générique sont parfois difficiles à interpréter.

Instruments spécifiques

Ils s'appliquent à une maladie particulière, une population particulière. Ils explorent des domaines spécifiques affectés par la maladie ou demandent au patient de faire la relation entre sa qualité de vie et sa maladie. Ils pourraient être plus sensibles aux changements car ils mesurent ce qui est spécifiquement affecté par la maladie en question et sont plus acceptables par le sujet. Cependant, aucune comparaison entre maladies ne sera possible et ces instruments ne peuvent pas détecter les effets non prévus.

Instruments personnalisés

Le principe des instruments personnalisés est de permettre au patient de sélectionner et d'identifier lui-même les aspects de sa qualité de vie qui lui sont particulièrement 'chers' et pour lesquels il souhaiterait une amélioration importante. Il peut ainsi utiliser son système de valeur et ses priorités. Dans le Patient Elicitation Technique (PET) la 1ère phase est une phase d'identification des problèmes puis le patient doit quantifier l'impact des problèmes en termes de sévérité et d'importance. Le calcul du score sera le produit du score de sévérité et du score d'importance. Dans le Schedule for the Evaluation of the Individual Quality of Life (SEIQoL), le score est obtenu en multipliant la valeur de l'Echelle Visuelle Analogique (EVA) de chaque domaine par son poids déterminé par une analyse de jugement de cas hypothétiques. Ces instruments (SEIQoL) (38) et Patient Specific Index (PASI) (39) ont parfois été utilisés avant et après mise en place de prothèse de hanche ou de genou. La sensibilité au changement était meilleure avec le PASI qu'avec le WOMAC, le SF36 et l'indice de Harris. Une approche limitée de la mesure personnalisée a été proposée avant mise en place de prothèse : la stratégie du symptôme signal. La technique consiste à remplir l'indice de WOMAC puis à choisir un 'item signal' pour chacune des 3 dimensions de l'instrument. Le symptôme signal correspond au symptôme que le patient souhaiterait le plus voir s'améliorer après chirurgie (40).

Ces instruments ont l'avantage d'être particulièrement adapté à chaque individu. Les domaines choisis par les patients ne sont pas toujours pris en compte par les instruments classiques ou sont parfois noyés dans une grande liste d'items. De plus les domaines de qualité de vie choisis sont pondérés ce qui est le reflet de la vie réelle. Ils sont également probablement plus sensibles aux changements et ont un intérêt potentiel pour le suivi individuel des patients.

Cependant de nombreuses limites demeurent : ces instruments de mesures nécessitent du temps, une formation des enquêteurs, la participation active des patients, des capacités d'abstraction des patients et ils ne peuvent pas prendre en compte les nouveaux problèmes qui apparaissent au cours du temps. De plus, la majorité de ces instruments se focalisent sur les activités limitées par la maladie et il s'agit plus de mesurer un état de santé que de qualité de vie. Par ailleurs, il n'y a pas de standardisation, pas de comparaison possible. Une amélioration constatée peut n'être due qu'à l'adaptation à la maladie alors que l'état de santé se détériore. Lors de la prise en charge individuelle, cela peut être un avantage mais pour comparer des interventions médicales les limites sont évidentes.

Enfin, un domaine important pour une personne peut ne pas être amélioré par le traitement et la modification qu'espère la personne être non réaliste compte tenu de son état, dans ces cas la sensibilité au changement sera mauvaise (37).

Il a été proposé plusieurs solutions pour choisir ou concilier les avantages respectifs de chaque instrument:
- Associer un instrument générique et un instrument spécifique
- Adapter un instrument générique (core set + dimensions d'un instrument spécifique)

• Utiliser une batterie de dimensions extraites de différents instruments afin de rassembler les mesures les plus pertinentes: utilisation de modules

1.3.1.3. Les Patient-Reported Outcomes

En recherche clinique, la mesure du résultat d'un traitement ou de l'impact d'une maladie du point de vue de la personne s'est progressivement imposé et est maintenant admise (1, 2). Dépassant le cadre des mesures de qualité de vie, la terminologie de Patient-Reported Outcomes (PRO) s'est imposée plus récemment. Les PRO regroupent l'ensemble des indicateurs dont la source est le patient lui-même. Ils comprennent tous les critères de jugement dérivés des informations données par le patient, qu'elles soient collectées lors de consultations, dans un journal ou par tout autre moyen (41). Ils incluent les mesures comportant une question unique, les rapports sur les symptômes perçus par le patient, les instruments de qualité de vie liée à la santé, les questionnaires analysant l'état de santé perçu, l'adhérence aux traitements, la satisfaction des soins ou du résultat, le bénéfice perçu d'un traitement, l'activité ou la sévérité de la maladie perçue ou la capacité à faire face. Ces mesures sont des exemples de PRO qui apportent des informations complémentaires et différentes. Les PRO peuvent aussi porter sur des données rapportées par les proches. Il faut noter que le terme de PRO est difficile à traduire en français: Plusieurs traductions peuvent être proposées:

Le point de vue du patient comme critère de jugement ou comme indicateur
Le point de vue du patient comme indicateur d'état de santé (Anaes, 2001)
Le résultat rapporté par le patient
Les conséquences ou les effets rapportés par les patients

1.3.2. Le développement des instruments de mesure de qualité de vie

Le processus de développement d'un nouvel instrument de qualité de vie qui comporte des étapes qualitative et quantitative est bien établi. Néanmoins, ce processus est long, complexe, technique et requiert l'implication de patients, de cliniciens, de psychologues, de sociologues, de linguistes, de psychométriciens et de statisticiens.

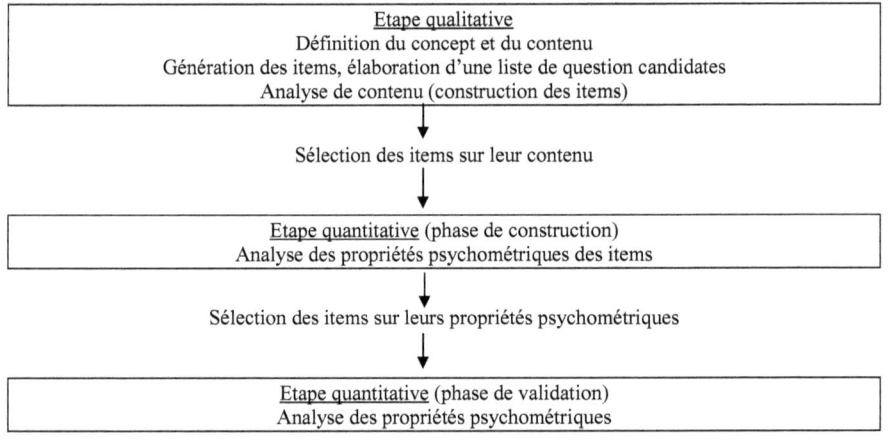

1.3.2.1. Etape qualitative

Les méthodes qualitatives sont une succession d'opérations et de manipulations pour faire surgir les significations. Il s'agit de reformuler, expliquer et construire du sens et explorer le pourquoi et le comment des phénomènes. Elles permettent de clarifier le concept mesuré, produire des informations qui reflètent le point de vue des patients (recueil des verbatims) mais aussi de comprendre comment sont comprises les questions par les patients et d'interpréter des résultats. C'est une stratégie de recherche souple et itérative, elle encourage la libre expression et contrairement aux méthodes quantitatives elle n'a pas pour objectif de prouver ou de vérifier mais d'explorer et de produire.

La 1ère étape est de définir le concept utilisé pour l'instrument de mesure.
La 2ème étape est la génération des items et l'élaboration d'une liste de question candidates. Les items d'un questionnaire peuvent être choisis à partir d'une revue de la littérature et d'autres questionnaires, à partir de banques d'items ou à l'aide d'entretiens auprès de soignants ou de patients. Malheureusement le plus souvent on suppose que les items sont correctement formulés et pertinents et cette étape est rarement décrite en détails et formalisée.

Les entretiens sont la méthode de choix et sont actuellement le plus souvent employés. Les différentes phases de génération d'items seront alors:
- La mise au point d'une stratégie d'entretiens et d'analyse de contenu
- L'identification et le recrutement des sujets
- La réalisation des entretiens
- L'analyse de contenu et élaboration d'une liste de verbatims d'intérêt
- La rédaction de questions candidates à partir de ces verbatims

Différents types d'entretien sont possibles. Les entretiens individuels directifs ou structurés, font appel à un guide contraignant dans lequel les questions, leur ordre et les termes utilisés sont fixés. Au cours des entretiens individuels semi-directifs, le sujet aborde les thèmes qu'il veut, quand il veut, comme il veut mais il existe aussi une grille de thèmes à aborder. L'animateur va suggérer le sujet et situer la problématique. Il dirige l'entretien au minimum mais invite le sujet à parler de chacun des thèmes préétablis s'ils ne sont pas abordés spontanément et fait préciser ses réponses et approfondir certains éléments. Les entretiens individuels non directifs sont des entretiens non structurés, ouverts. Le sujet garde l'initiative du contenu, de l'ordre et de la formulation des questions et exprime ses idées librement. Des techniques plus particulières peuvent être utilisées. Par exemple, les entretiens cognitifs permettent d'améliorer les capacités de mémoire. On demande à la personne de se replacer dans des contextes émotionnels différents et des environnements différents, de se remémorer le plus de détails possible de se remémorer les mêmes situations dans à des moments différents et d'adopter des perspectives et des points de vue de narration différentes.

Les groupes d'entretien utilisent la dynamique de groupe et les interactions entre les individus dans une relation égalitaire. Il s'agit d'une discussion collective où la pensée de tous et de chacun est prise en compte pour l'analyse. Les séances sont conduites selon un plan défini préalablement (directif, semi-directif, non directif). L'animateur situe la problématique, facilite la discussion, encourage les sujets à prendre la parole, accorde un droit de parole équitable à tous les membres du groupe, élimine les digressions, fait des synthèses et sollicite des précisions, des approfondissements. Il ne se prononce jamais sur le contenu. Le groupe se compose de 10 participants environ et doit refléter la diversité des personnes ciblées. La durée de la séance est de 1 à 3 heures et des séances seront organisées jusqu'à saturation de l'information c'est-à-dire lorsque aucune idée nouvelle n'apparaît plus. Les groupes d'entretien stimulent l'émergence de nouveaux concepts ou de nouvelles idées et explorent des thèmes peu connus. Ils peuvent également permettre d'interpréter la signification de données recueillies ou de diagnostiquer des problèmes.

La phase suivante est l'analyse de contenu dont l'objectif est de décomposer le contenu d'un ensemble complexe en éléments plus simples (items) et de catégoriser, ordonner et résumer les données textuelles recueillies afin de rendre possible leur interprétation.

Elle se définit comme *une technique permettant l'examen méthodique, systématique, objectif et, à l'occasion quantitatif du contenu de certains textes en vue d'en classer et d'en interpréter les éléments constitutifs, qui ne sont pas accessibles à la lecture naïve*. Ces définitions confèrent un caractère normatif et limitatif du fonctionnement de l'analyse de contenu. En effet, si l'un des aspects de cette méthode consiste en la description rigoureuse et objective d'énoncés, l'interprétation de ces derniers ne peut se faire sans le recours à un processus de déductions logiques : l'inférence, et donc dans une certaine mesure à une part de subjectivité. Il s'agit de prendre en compte des variables qui vont permettre de caractériser et de contextualiser l'énoncé. Ces « variables inférées » sont de nature variée, il peut s'agir de variables concernant l'émetteur ou la situation dans lequel le message a été formulé. Le travail de l'analyste va donc consister à mettre en relation des énoncés qu'il aura rigoureusement décrits avec une série de facteurs à visée explicative, et par une suite d'hypothèses posées aboutira à une interprétation qui se veut fine et pertinente ayant pris en compte le non dit, le caché, le latent. Laurence Bardin (42) se propose de donner une autre définition de l'analyse de contenu : « *Il s'agit d'un ensemble de techniques d'analyses des communications visant, par des procédures systématiques et objectives de description du contenu des messages, à obtenir des indicateurs (quantitatifs ou non) permettant l'inférence de connaissances relatives aux conditions de production/réception (variables inférées) de ces messages.* ».

Les grandes étapes de l'analyse de contenu comportent la préparation du matériel, la fragmentation du texte en unités d'analyse, le codage des unités d'analyse à l'aide d'une grille d'analyse selon des catégories prédéfinies et enfin l'interprétation.

La **préparation du matériel:** le but de cette étape est d'aboutir à terme à la définition du corpus, de l'ensemble. La lecture « flottante » constitue le point de départ de l'appropriation des énoncés, c'est une première prise de contact dite « intuitive » avec les documents à analyser durant laquelle de premières pistes d'analyse émergent. Puis dans certains cas, il faut déterminer l'ensemble des documents à inclure dans l'analyse, en respectant des règles d'exhaustivité, de représentativité et d'homogénéité.

La catégorisation ou fragmentation du texte en unités d'analyse: le but est de classer les éléments du corpus par thèmes ou catégories thématiques afin d'aboutir à des catégories pertinentes, exhaustives, exclusives et objectives. Il faut donc déterminer sur quels types de documents l'analyse va porter : des thèmes, des phrases, des mots, des images, des discours.

La formulation des hypothèses

Le codage et le comptage des unités: le but est de délimiter des unités de découpage du contenu. Le codage de chaque unité d'analyse se fait à l'aide d'une grille d'analyse selon des catégories prédéfinies. Par code on entend une abréviation qui est appliquée à un segment de texte afin de classer ce qui est écrit.

Le traitement et l'interprétation des informations passées à la moulinette peut se faire à l'aide d'outils statistiques ce qui définit les analyses de contenu semi-quantitative ou quantitative.

Par exemple, au cours d'une analyse de contenu thématique semi-quantitative comme ce qui peut être fait dans le cas du développement d'instruments de qualité de vie, les verbatims d'intérêt vont être isolés et présenté sous la forme d'une liste. Puis 2 juges peuvent coder les verbatims selon des catégories prédéfinies d'une grille puis obtenir un consensus. Au cours des analyses de contenu thématiques quantitatives, des analyses statistiques des données peuvent se faire après codage : fréquence d'apparition, estimation de la probabilité d'occurrence d'un élément donné, mise en évidence des thématiques évoquées selon les caractéristiques des sujets par des analyses factorielles

L'interprétation des résultats

La rédaction de questions candidates à partir de verbatims doit respecter plusieurs règles :les questions doivent être sans ambiguïté, simples, courtes, sans double négative. Un niveau de langage de 14 ans est optimal. Il faut privilégier les mots utilisés par les sujets lors des entretiens.

1.3.2.2. Etape quantitative: étude des propriétés psychométriques

La phase quantitative comprend le développement de la version finale du questionnaire, l'étude de sa validité et de ses propriétés métrologiques.

La qualité d'une mesure recouvre en fait 2 concepts importants : la fiabilité et la validité.

La fiabilité ou reproductibilité est la propriété d'un instrument de mesure à reproduire les résultats aussi longtemps que les conditions de mesure ne changent pas. Un manque de fiabilité va augmenter l'erreur de mesure et augmente ainsi le risque de ne pas détecter des changements de faible intensité.
La validité est la propriété d'un instrument qui se définit par la capacité à mesurer ce qu'il est censé mesurer et à varier avec ce qu'il mesure. Le manque de validité se traduit par des erreurs systématiques ou biais.
La validité s'évalue par référence à un ou des critères extérieurs. En l'absence de référence comme dans le cas des instruments de qualité de vie on doit recourir à des méthodes complexes pour affirmer la validité de contenu (conceptuelle) et la validité de construction de l'échelle.

La validité de contenu explore l'adéquation de l'instrument au domaine de l'étude en fonction des concepts et des formulations employées. Le recours aux experts (soignants et patients) est la méthode la plus souvent utilisée.

La validité de construction est la propriété de l'instrument d'explorer le concept étudié dans toute sa diversité et sa cohérence. On distingue la validité de structure, de construction externe et la sensibilité au changement.

La validité de structure étudie la cohérence interne de l'instrument. Elle fait appel à des méthodes statistiques de corrélations qui permettent de vérifier comment les variables décrivant une même dimension ont des regroupements cohérents. On considère que la validité de structure est démontrée lorsque les items décrivant l'une des dimensions sont mieux corrélés entre eux qu'avec ceux des autres dimensions.

L'analyse de la validité de construction externe se fait par la recherche d'associations statistiques et de corrélations entre les résultats donnés par l'instrument et les résultats tirés de l'application de méthodes d'observation ou d'indicateurs de nature différente. Elle vise à faire apparaître une proximité (validité de convergence) entre l'instrument et les variables explorant une même dimension et une distance (validité de divergence) entre l'instrument et des variables décrivant des dimensions différentes. La validité discriminante indique que l'instrument est capable de différencier des groupes de patients ayant des caractéristiques différentes.

La sensibilité au changement est la capacité de l'instrument à donner des résultats différents chez le même sujet mais à des moments différents comme par exemple après un traitement.

On distingue 2 étapes quantitatives au cours de la construction d'un instrument: la phase de construction ou d'étude des items puis l'étude de validité.

On peut résumer les méthodes statistiques utilisées dans les 2 phases de l'étape quantitative (37)

Propriété explorée	Phase de construction	Phase de validation
Acceptabilité	- Calcul des fréquences des réponses manquantes et incohérentes des items	- Calcul des fréquences des réponses manquantes et incohérentes des items et dimensions
Niveau de mesure	- Calcul des fréquences des effets plancher et plafond - Calcul des difficultés : modèles de réponse à l'item	- En général inutiles à ce stade
Fiabilité	- Coefficient kappa ou coefficients de corrélation intraclasse	- Coefficients de corrélation intraclasse et/ou méthode de Bland et Altman
Validité de structure	- Matrices de corrélation - Analyses factorielles exploratoires - Modèles de réponse à l'item	- Analyses factorielles confirmatoires - Modèles de réponse à l'item - Coefficients alpha de Cronbach
Validité de construction externe	- Rarement utiles à ce stade	- Coefficients de corrélation : analyses multitrait-multiméthodes
Sensibilité au changement	- Calcul des 'effect size' (effet taille)	- Calcul des 'effect size' (effet taille)

Les modèles de réponse à l'item

Ces modèles supposent l'existence d'un trait latent (la qualité de vie par exemple) qui serait défini conjointement par les capacités des sujets et la difficulté des items de l'instrument. Chaque item explore donc un niveau de difficulté du trait latent. Pour un individu ayant une capacité donnée, la probabilité d'être apte à effectuer une tâche ou un item est d'autant plus élevée que l'item est facile pour lui. Les modèles de réponse à l'item permettent ainsi d'estimer la difficulté des items d'un instrument unidimensionnel et la capacité des patients le long d'un continuum. L'estimation de la difficulté de chaque item (de facile à difficile à effectuer) permet d'examiner l'espacement et l'ordre des items le long de l'échelle et de détecter des items redondants. Un choix des items peut donc s'effectuer en éliminant ceux de même niveau de difficulté. En fait, l'idée sous-jacente est qu'un item de difficulté identique à un autre n'apporte pas d'information supplémentaire en ce qui concerne la position du sujet le long de l'échelle du trait latent.

Les modèles de réponse à l'item convertissent des scores bruts en une échelle d'intervalle : ils fournissent une estimation de la localisation des items sur une échelle d'intervalle basée sur la fonction logit ce qui évite les problèmes rencontrés avec les analyses de réponse aux items traditionnelles et permet une étude de l'unidimensionnalité.

Différents modèles peuvent être utilisés en fonction du caractère dichotomique ou polytomique des modalités de réponse ou de leur caractère ordonné ou nominal. Les modèles diffèrent également selon les hypothèses posées : capacités discriminantes des items toutes identiques ou non, ajout d'un paramètre de chance.

Les estimations des modèles de réponse à l'item peuvent être considérées comme indépendantes de l'échantillon et du choix des items. Ce qui signifie que si les données correspondent au modèle, les capacités de l'individu pour un trait particulier peuvent être estimées de la même façon par différents items et l'estimation de la difficulté des items sera la même quel que soit l'échantillon et le contexte.

D'autres avantages de tels modèles ont été montrés, notamment avec le SF36. Le « score » de la dimension 'fonction physique' se basant sur un modèle de réponse à l'item était plus discriminant que le score calculé selon les règles de calcul classiques basés sur une échelle de Likert pour des groupes différents ou d'âge différent; en particulier pour des valeurs extrêmes (43, 44).

1.3.2.3. Sélection des items

Lors de la construction d'une échelle de qualité de vie, une phase de sélection ou réduction des items doit succéder à la première étape de génération d'items. Cette étape s'apparente à la génération de formes courtes des questionnaires de qualité de vie. Elle permet d'éliminer les items redondants ou inappropriés.

En fait, dans la majorité des études de raccourcissement de questionnaire, la procédure de réduction des items est basée sur des méthodes statistiques d'analyse factorielle en composantes principales, de corrélations de scores et de mesure du coefficient alpha de Cronbach qui ne sont pas appropriés dans le cas le plus fréquent d'absence d'échelle initiale considérée comme gold standard. Il est préférable de privilégier le contenu de l'échelle en faisant appel à des experts tout en ayant recours à des informations statistiques (nombre de données manquantes, reproductibilité, contribution à la construction d'un des principaux facteurs de l'analyse factorielle, sensibilité au changement) sur les différents items. Ces informations ne seront utilisées que lorsque deux items sembleront équivalents quant à leur importance de contenu. Les experts doivent être indépendant et diverses sources seront utilisées conjointement comme l'avis des médecins et des patients (45). Cette approche de sélection des items associant analyse psychométrique des items et avis d'experts sur le contenu, tout en donnant la priorité au contenu a été développée et appliquée par le groupe Qualité de Vie en Rhumatologie (45, 46).

Les modèles de réponse à l'item ont également été proposés pour réduire des instruments. La méthode de réduction d'un questionnaire basée sur l'échelle de difficulté des items calculée par le modèle de Rasch a été utilisée dans une mesure fonctionnelle de la main et comparée à un choix d'items aléatoire, au choix d'experts, à une analyse en composantes principales et à une analyse par régression linéaire multiple. Les différentes méthodes ont crée des instruments sensiblement différents. Les scores de l'instrument initial et de l'instrument réduit par le modèle de Rasch n'étaient pas différents mais les scores de l'instrument réduit obtenu auprès des experts étaient plus bas. La concordance entre l'instrument initial et les instruments raccourcis était bonne. La validité interne était proche de l'instrument de référence. La cohérence interne était correcte mais inférieure lorsque l'on utilisait la réduction du questionnaire par le modèle de Rasch. Un des intérêts de la méthode est que les items sélectionnés sont espacés régulièrement sur l'échelle de difficulté des items constituant ainsi un seuil pour distinguer les individus en fonction du concept étudié (47).

1.3.2.4. Format du questionnaire

Le choix des modalités de réponse, des énoncés, de l'introduction et du format et du mode d'administration des questionnaires se fait par des experts.

1.3.2.5. Conditions d'application

L'étude des propriétés psychométriques d'une échelle de mesure se fait avec une population donnée, à une période donnée avec des règles définies.

1.3.2.6. Interprétation des résultats de qualité de vie obtenus

Connaître la signification des scores est indispensable pour pouvoir interpréter le niveau de mesure obtenu tant en population qu'au niveau individuel.

Dans un objectif de recherche descriptive, les scores de qualité de vie doivent pouvoir être comparés à des normes ou des références. Cependant, si dans le cas des instruments génériques la norme peut être déterminée dans la population générale, dans le cas des instruments spécifiques, la signification de la norme est moins évidente. Il est en effet peu aisé d'interroger des patients sur une maladie qui ne les concernent pas. Les scores de qualité de vie des instruments spécifiques sont donc à interpréter en fonction des antécédents et des comorbidités qui seront à prendre comme des facteurs de confusion. Il est d'ailleurs intéressant de documenter la sensibilité des instruments spécifiques aux comorbidités.

Dans un objectif de recherche évaluative ou pronostique la signification clinique des scores est également importante. Les différences statistiquement significatives n'étant pas des différences cliniquement pertinentes, lorsque des résultats de qualité de vie ou d'autres critères de jugement sont publiés, il est essentiel de savoir si la différence observée constitue un changement insignifiant ou est cliniquement pertinent. Le concept de différence minimale cliniquement significative (DMCS) a évolué. Si la définition initiale était 'la plus petite différence d'une mesure que le patient perçoit comme bénéfique et qui induirait un changement thérapeutique en l'absence d'effets secondaires ou d'excès de coût' (48), des construits comme la prise en compte dans la décision du rapport bénéfice/risque du traitement ou du non traitement ou l'importance du changement se sont rajoutés à la définition.

Une classification décrivant les types de différences pouvant être rencontrés dans les études longitudinales a été proposée en 2001 (49, 50). Elle permet de déterminer les différents types de différences qu'un instrument est capable de détecter.

La classification comporte 3 axes:

Le cadre: individuel ou groupe de personnes

Quels sont les scores à différencier: changement d'un groupe dans le temps, différences entre des groupes à un moment donné, différences des changements dans le temps entre des groupes

Le type de changement: changement minimal détectable, différence observée, différence chez les personnes estimant ressentir un changement important. Seule la dernière catégorie apporte une information utile.

Pour beaucoup de rhumatologues, ce n'est pas une seule variable qui peut définir un changement cliniquement important mais plutôt l'association d'une amélioration de plusieurs critères même si les variations sont moindres. Par exemple les critères OARSI (Osteoarthritis Research Society International), qui déterminent les répondeurs à un traitement dans l'arthrose et sont des critères basés sur l'opinion d'experts se basent sur des mesures de douleur, de capacité fonctionnelle et de jugement global.

Les instruments de qualité de vie qui ont plusieurs dimensions sont bien adaptés à ce genre d'analyse.

La conférence OMERACT6 (Outcome Measures in Rheumatology) dont un des thèmes d'étude était la différence minimale cliniquement significative, soulignait la nécessité de 3 éléments lors de la détermination de la DMCS:
- *un indicateur* qui a montré un changement ou l'existence d'une différence
- *une caractéristique* valide de l'importance du changement
- *une méthode* appropriée

Les 2 premiers éléments sont la référence externe et sont par exemple le jugement global du patient.

Le 3ème élément est la méthode choisie et peut affecter le résultat. Les méthodes peuvent être classées en 3 catégories: méthodes basées sur les distributions (erreur de mesure standard, moyennes des changements des personnes améliorées..), sur les opinions d'experts ou les méthodes prédictives (courbes ROC).

Dans beaucoup d'études la DMCS est la moyenne du changement parmi les patients ressentant un changement important. D'autres seuils ont également été utilisés : par exemple le 25ème percentile (51).

La détermination du seuil qui discrimine au mieux ceux qui se sont améliorés est déterminée par des courbes ROC, des analyses discriminantes avec arbre et régression (CART: classification and regression tree analysis) ou une régression logistique. La principale critique des courbes ROC est que favoriser la sensibilité, la spécificité ou la somme dépend du contexte et que le choix du critère de Youden est arbitraire. L'avantage de ces méthodes est qu'elles déterminent le changement de score le plus exact pour les patients qui se sont améliorés. Mais comme elles dépendent d'un critère binaire (amélioration ou non) elles ne prennent pas en compte la totalité de l'information fournie par les différentes modalités de réponse.

L'amélioration minimale cliniquement importante (MCII : minimum clinically important improvement en anglais) est un autre méthode. Elle est définie comme le 75ème percentile de changement d'un score parmi les patients dont l'appréciation de la réponse au traitement était 'bonne' sur une échelle de Likert à 5 modalités, les patients répondant 'excellent' étant exclus. Alors que la DMCS peut parfois refléter aussi bien une amélioration qu'une aggravation, la MCII est un seuil d'amélioration ce qui est plus adapté aux essais thérapeutiques et prend en compte le fait que la DMCS peut être différente s'il concerne une amélioration ou une aggravation.

L'état symptomatique acceptable pour le patient (PASS : patient acceptable symptom state en anglais) est la valeur au-delà de laquelle le patient se considère bien (52).

L'état de faible activité (LDAS : low disease activity state en anglais) est un concept un peu différent et se base sur la décision de modifier un traitement ou non. Ainsi, le LDAS pourrait être utilisé comme un critère d'inclusion dans un essai thérapeutique et le PASS comme un critère d'évaluation.

Lors de la détermination des LDAS, PASS et MCII le choix de la question et les modalités de réponse a un effet non négligeable sur les seuils obtenus (53). Il serait donc préférable d'essayer de garder les mêmes questions pour définir ces seuils.

La MCII n'est pas modifiée par l'age, le sexe, l'articulation et la durée de la maladie, par contre elle varient selon les scores à l'inclusion (54, 55). Les patients ayant des symptômes plus sévères semblent avoir besoin d'une amélioration plus importante pour se considérer améliorés. Plus récemment, il a été démontré que les patients se perçoivent améliorés de façon importante si cette amélioration leur permet d'atteindre l'état qu'ils considèrent comme satisfaisant. En d'autres termes, le meilleur moyen d'apprécier la réponse à un traitement semble être l'estimation du nombre de patients atteignant le PASS et non le MCII (56).

Comme les autres propriétés psychométriques ces seuils sont donc spécifiques d'un contexte, des approches et des méthodes utilisées.

Des critères de réponse au traitement peuvent ainsi être définis pour évaluer le bénéfice d'un traitement et pour être des aides à la décision :
- Patients atteignant la DMCS, le MCII et/ou le PASS
- Amélioration de plus de 20% ou de 50% de différents critères (jugement global du patient, douleur…)
- Critères OARSI-OMERACT de réponse au traitement

2 DEVELOPPEMENT D'UN INSTRUMENT DE QUALITE DE VIE DANS L'ARTHROSE DE HANCHE ET DE GENOU

2.1. INTRODUCTION

Intérêt du développement d'un instrument de qualité de vie dans l'arthrose de hanche et de genou

Dans l'arthrose, il est probable que des aspects spécifiques de la qualité de vie soient altérés par la maladie. A coté des activités physiques et de la douleur, la santé mentale (anxiété et dépression), le sommeil, le travail, les relations avec les autres, l'estime de soi, la sexualité et la participation peuvent également être influencés par la maladie. Plusieurs études investiguant les conséquences de l'arthrose des membres inférieurs tendent à montrer que la maladie a un impact sur de nombreux domaines. Mais ces différentes études ont été réalisées à l'aide d'instruments variés, spécifiques de chaque domaine étudié puisque aucun instrument approprié n'était disponible. C'est pourquoi, une mesure globale de l'état de santé du patient et pas seulement une mesure de la douleur ou des capacités fonctionnelles était nécessaire.

En effet, il n'existe pas d'instrument spécifique mesurant la qualité de vie de l'arthrose des membres inférieurs. Le Western Ontario and McMaster questionnaire (WOMAC) (57) et l'indice de Lequesne (58) ont été proposés dans l'arthrose du genou et de la hanche. Ils n'explorent en fait que l'incapacité fonctionnelle et la douleur liées à cette affection. L'Arthritis Impact Measurement Scales (AIMS) (1980) et l'AIMS2 (1992) (59) ont été proposés pour apprécier le retentissement de l'arthrose au stade médical et juger de l'effet de médicaments à ce stade. Mais ils sont d'intérêt limité pour les patients souffrant d'une pathologie touchant principalement les membres inférieurs (60). L'expérience du Groupe Qualité de vie en Rhumatologie avec la traduction-adaptation française de l'AIMS2 devenu l'EMIR (Echelle de Mesure de l'Impact en Rhumatologie) (61) et sa version courte l'AIMS2-SF (46) a montré les limites et l'imprécision de cet instrument dans l'arthrose (62) et que cet instrument devait être réservé aux rhumatismes inflammatoires, en particulier à la polyarthrite rhumatoïde.

Connaître l'histoire naturelle de l'arthrose et ses conséquences à long terme est nécessaire et s'inscrit dans les demandes de recueil de données formulées dans la loi de santé publique du 9 août 2004 qui a déterminé les objectifs ciblés pour cette pathologie:

« *- Objectif : réduire les limitations fonctionnelles et les incapacités induites.*
Objectif préalable : dispositif de mesure des limitations fonctionnelles et restrictions d'activité associées.
Indicateurs : Suivi des indices d'incapacité, de fonction et de qualité de vie des patients souffrant d'arthrose.
Rapport annexé à la loi - 100 objectifs de santé publique)»

Ces questions s'intègrent également dans le cadre du plan national d'amélioration de la qualité de vie des personnes atteintes de maladies chroniques.

Aucune donnée sur les conséquences de l'arthrose en France n'est actuellement disponible. On peut notamment souligner la nécessité de disposer d'informations sur les différents profils évolutifs de la maladie et les conséquences de l'arthrose en termes de handicap, de dépendance et d'altération de la qualité de vie au sein de la population générale. L'identification des facteurs prédictifs de l'évolution de la qualité de vie de la maladie est un autre objectif important de recherche.
Le développement d'un instrument de qualité de vie spécifique de l'arthrose de hanche et de genou était donc une étape importante pour pouvoir étudier les conséquences de l'arthrose.

2.2. L'ARTHROSE

2.2.1. Epidémiologie de l'arthrose en population générale

Prévalence

Les connaissances des données épidémiologiques de l'arthrose en termes de fréquence et de sévérité sont limitées, notamment en raison de la difficulté à réaliser des études à large échelle et de la complexité du processus d'identification et de vérification des cas d'arthrose dans les études en population. Les études européennes donnent des résultats hétérogènes et peu de données sont disponibles pour la France (63-65).

On dispose de peu d'études de prévalence conduites en population générale sur des échantillons larges et représentatifs: *Zoertermeer survey* aux Pays-Bas (66) et *NHANES survey (National Health and Nutrition Examination Survey)* aux USA (67). La plupart des chiffres disponibles sont issus d'enquêtes transversales menées sur des effectifs limités. Malgré cela, on estime généralement que la prévalence de cette maladie est de 8 à 15 % dans la population et que c'est la plus fréquente des maladies ostéo-articulaires (68). Bien évidemment, ces chiffres varient selon le sexe et l'âge, les femmes et les sujets de plus de 65 ans étant les plus touchés (69). Les hanches, les genoux et les mains sont les localisations les plus fréquentes des arthroses des membres (70).

Arthrose fémoro-tibiale

L'étude NHANES aux USA estime la prévalence de l'arthrose symptomatique de genou à 3 % entre 45 et 54 ans et 15 % entre 65 et 74 ans (71). L'étude de Framingham trouve des signes radiologiques d'arthrose du genou chez 27 % des sujets avant 70 ans et 44 % après 80 ans (72). Dans les quelques études s'intéressant aux arthroses symptomatiques et radiologiques, les estimations sont plus faibles. L'étude de Chingford estime cette prévalence à 2,9 % chez des femmes âgées de 45 à 65 ans (73).

Arthrose coxo-fémorale

La prévalence de l'arthrose de hanche semble plus faible que celle de genou. Mannoni a trouvé un chiffre de prévalence de 7,7 % de coxarthrose symptomatique après l'âge de 65 ans, ce qui est proche des autres études s'appuyant sur des critères radiologiques : 5,6 % chez la femme et 3,7 % chez l'homme au-delà de 60 ans au Danemark ; 3,1 % chez les sujets de 65 ans et plus en Suède ; 3 % chez les sujets de 45 à 49 ans aux Pays-bas (74-76). Dans l'enquête NHANES, la prévalence de l'arthrose de hanche radiologique, définie par un grade de Kellgren et Lawrence ≥ 2 (77), est de 2,6 % chez l'homme et 2,8 % chez la femme entre 65 et 75 ans (73).

Facteurs de risque de l'arthrose

L'étude des facteurs de risque d'arthrose est complexe, d'une part en raison de leur multiplicité, et d'autre part en raison du délai généralement long – plusieurs années à plusieurs décennies – entre l'exposition à un éventuel facteur de risque et le diagnostic de l'arthrose. De ce fait, un éventuel lien de causalité est difficile à certifier. Outre l'âge, les facteurs les plus fréquemment cités sont : la prédisposition génétique (anomalie des gènes du collagène, dysplasie familiale), le sexe féminin quel que soit le site, le surpoids voire l'obésité (prouvé pour la gonarthrose, relation moins forte pour la hanche), l'activité sportive et son niveau d'activité, certaines professions, un antécédent de traumatisme (rupture du ligament croisé antero-externe ou méniscectomie plus spécifiquement pour le genou), certaines pathologies associées telles que l'hyperostose vertébrale engainante pour la gonarthrose (69, 78). Pour cette même localisation, l'existence d'un traitement par oestrogènes ou oestroprogestatif ainsi que la consommation de tabac semblent être des facteurs protecteurs.

Histoire naturelle

On sait que l'histoire naturelle des arthroses de hanche et de genou est faite cliniquement d'une alternance de poussées et de phases peu ou non symptomatiques.

A l'échelon anatomique, les choses sont moins bien connues. Pour certains auteurs, une fois engagé, le processus arthrosique est responsable d'une chondrolyse, c'est-à-dire de la dégradation cartilagineuse, régulière mais de vitesse variable (79, 80). Dans quelques cas, cette chondrolyse est rapide et aboutit à la destruction complète de la surface cartilagineuse en quelques mois. Dans les autres cas, la progression est beaucoup plus lente, étalée sur plusieurs années, avec une vitesse de progression du pincement de l'interligne estimée aux environs de 0,10 mm par an pour la gonarthrose (79). De façon récente, certains auteurs ont remis en cause la régularité de cette vitesse de chondrolyse. La mise en évidence d'une synovite en arthroscopie et d'une corrélation entre sa présence et la progression à 1 an de la chondrolyse a conduit à envisager une accélération de la dégradation cartilagineuse lors des poussées congestives d'arthrose (81). L'étude des variations de certains marqueurs comme la Cartilage Oligomérique Protéine (COMP) dans la gonarthrose, suggère également une évolution phasique plus que linéaire (82).

Dans les formes évoluées, la prothèse est au final la seule mesure capable de rétablir la fonction articulaire et de réduire le handicap. Les indications du remplacement articulaire prothétique sont maintenant relativement bien codifiées (recommandations de l' European League Against Rheumatism (EULAR) (83, 84)). On observe ainsi une augmentation de leur mise en place, traduisant à la fois l'avancée en âge de la population et les progrès techniques en termes de conception de matériel et de mise en place (85). Il existe cependant des variations importantes des taux de remplacement articulaire d'un pays à l'autre, et d'une population à l'autre, ceci pouvant être partiellement lié à des différences de niveau socio-économiques ou d'accès au soins (86).

2.2.2. Déterminants de l'évolution structurale de l'arthrose des membres inférieurs

Les facteurs associés à une mauvaise évolution structurale sont encore controversés.

Gonarthrose

Jusqu'à présent, il a seulement été démontré qu'une diminution de l'obésité ou du surpoids améliorait la progression de l'arthrose de genou (87). A côté de l'obésité et du surpoids, le degré de pincement articulaire à un moment donné est prédictif de la détérioration future de cette articulation et du recours au remplacement articulaire du genou (87). Les autres facteurs pronostiques de la progression radiologique sont l'âge, certaines professions, le nombre d'articulations touchées, le niveau de douleur, la consommation d'anti-inflammatoires non stéroïdiens, les traumatismes articulaires et le non alignement statico-dynamique (87-89). Une densité minérale osseuse plus élevée est également associée à une progression radiologique moins rapide de la gonarthrose (90, 91). Le rôle des facteurs génétiques a été évoqué mais doit être confirmé. Il apparaît clairement que plus que la valeur isolée d'un facteur de risque de progression, c'est l'addition de facteurs qui est particulièrement péjorative. Il en est ainsi pour le surpoids et la présence d'une désaxation frontale du genou (92).

Coxarthrose

Le pincement articulaire au moment du diagnostic, la migration supéro-externe de la tête fémorale, le sexe féminin, un indice de Lequesne élevé, et l'âge supérieur à 65 ans sont associés à une progression radiologique plus importante de la coxarthrose (89, 93). Une étude prospective récente menée sur 8 ans indique que la répétition des périodes symptomatiques constitue à la fois un facteur d'aggravation structurale et du handicap (94). Le taux de CTX-II s'avère également prédictif de l'aggravation à 3 ans (définie par un pincement de l'interligne> 0,5 mm) ou la mise en place d'une prothèse totale de hanche (95).

Les traitements de l'arthrose sont principalement symptomatiques et l'on ne dispose pas à ce jour de traitement capable de ralentir ou de stopper la chondrolyse.

2.2.3. La qualité de vie dans l'arthrose

Le retentissement de l'arthrose des membres inférieurs sur la qualité de vie est majeur: la comparaison des scores du SF-36 -un instrument générique de mesure de qualité de vie- avec diverses maladies chroniques a montré que les maladies ostéoarticulaires, en particulier l'arthrose, font partie de celles qui ont l'impact le plus élevé sur la qualité de vie après les maladies rénales et neurologiques (96). Dans une étude de population du canton de Genève, les pathologies rhumatologiques étaient la 4ème cause d'invalidité et chez les femmes l'arthrose était la 3ème cause après les maladies cardio-vasculaires et les syndromes dépressifs (97).

La comparaison de l'arthrose des genoux et des doigts à d'autres pathologies rhumatologiques en utilisant le Health Assessment Questionnaire (HAQ) et les domaines dépression et anxiété de l'AIMS, a montré que ces différents domaines étaient affectés autant que les autres pathologies (98).

Capacités fonctionnelles

Dans l'étude de validation du WOMAC (57) dont les patients étaient suivis pour une arthrose des membres inférieurs nécessitant un recours aux Anti-Inflammatoires Non Stéroïdiens (AINS), les scores de fonction physique, douleur et raideur étaient tous médians. L'indice de Lequesne retrouvait les mêmes résultats dans cette étude. L'AIMS et L'AIMS2 montrent également une détérioration importante des dimensions physique et douleur (99). Lorsque l'on compare coxarthrose et gonarthrose, les patients ayant une atteinte de hanche avaient une dégradation de leur fonction physique plus importante mais l'impact de l'arthrose en terme de marche était identique (100).

Peu d'études se sont intéressées à l'évolution de la maladie en termes de qualité de vie ou de fonction. Plusieurs profils d'évolution ont pu être identifiés dans une étude de suivi de 5 ans de 835 patients : stabilité des capacités fonctionnelles, diminution linéaire, augmentation non linéaire ou variation aléatoire, mais la majorité des patients se détérioraient avec le temps (101). Dans une 2ème étude, parmi 349 patients revus après 8 ans de suivi, le HAQ moyen était supérieur à 1 dans tous les groupes d'arthrose en dehors des patients souffrant d'une arthrose digitale pure. L'évolution de la maladie n'a pas été mesurée en terme de qualité de vie mais 216/349 patients rapportaient une dégradation globale de leur symptomatologie arthrosique, alors que pour 62 patients la symptomatologie était stable et pour 67 patients elle s'était améliorée. (102, 103).

Qualité de vie

Il est probable que des aspects spécifiques de la qualité de vie sont altérés par l'arthrose des membres inférieurs. A coté des activités physiques, la santé mentale (anxiété et dépression), le sommeil, le travail, les relations avec les autres, l'estime de soi, la sexualité et la participation peuvent également être influencés par la maladie (104, 105).

En utilisant le Sickness Impact Profile (SIP), de Bock et al ont montré que la comparaison de sujets souffrant d'arthrose de hanche et de genou à une population de référence stratifiée sur l'âge mettait en évidence une détérioration des capacités ambulatoires, des soins corporels, du sommeil, de la santé émotionnelle, des activités domestiques et de la qualité du travail professionnel (106).

L'arthrose a également un impact sur la santé mentale des patients en terme d'anxiété et de dépression (107). Une association entre santé mentale, anxiété, sentiment d'impuissance et la douleur et le fonctionnement des patients suivis pour gonarthrose a été retrouvé dans des études transversales (108-112). La seule étude ayant examiné l'évolution de l'arthrose en terme de santé mentale a montré que la présence d'une arthrose digitale associée à l'arthrose des membres inférieurs était un facteur aggravant des scores de dépression et d'anxiété (102, 103).

Le sommeil est souvent perturbé au cours de l'arthrose. Dans 2 études mesurant la qualité de vie avant et après prothèse de hanche et de genou pour arthrose, l'amélioration de l'item sommeil était nette (105, 113, 114). Après traitement, pour 75% des patients, la douleur de hanche responsable de troubles du sommeil s'améliorait, et 40% des patients rapportaient une amélioration de leur sommeil (105). Chez des patients souffrant de gonarthrose, les capacités physiques, la douleur et la santé mentale contribuent aux troubles du sommeil de façon indépendante (115).

L'image de soi est également affectée par la maladie. D'ailleurs, les patients souffrant d'arthrose rapportent plus souvent une perception altérée de leur image corporelle que les patients suivis pour polyarthrite rhumatoïde. Le désavantage perçu est également plus intense (104). Cependant, le concept d'image corporelle ne se limite pas à l'apparence externe mais est aussi le sentiment d'avoir un contrôle inapproprié de son corps (116).

Handicap

Concernant le handicap, les patientes arthrosiques âgées avaient plus de difficultés dans la réalisation des activités quotidiennes, avaient une mobilité réduite et étaient moins indépendantes que les personnes sans arthrose (117). Une enquête de population sur le handicap et la dépendance réalisée en France a révélé que plus de 80% des patients étaient limités dans leurs activités quotidiennes. Les limitations des activités à l'extérieur étaient 6 fois plus fréquentes chez les patients que dans un échantillon de personnes issues de la population générale appariées sur l'âge et le sexe. Les limitations au cours de l'activité professionnelle étaient multipliées par 4.5 et les difficultés dans les activités domestiques multipliées par 2.1 pour le ménage (63).

Qualité de vie et handicap après mise en place de prothèse:

La mise en place de prothèses de hanche et de genou a été évaluée en terme de qualité de vie par de nombreux auteurs. L'amélioration de la douleur et de la fonction physique est nette mais l'amélioration de la santé mentale et de la participation sociale est plus modeste ou absente. La qualité de vie post-opératoire a été décrite comme très proche de celle de patients en bonne santé (114, 118-120). Cependant de nombreuses études récentes montrent qu'il persiste un handicap en particulier concernant les activités physiques. Parmi 21760 personnes de la population française non institutionnalisée ayant répondu à un questionnaire sur le handicap et la dépendance, 815 personnes étaient porteuses d'une prothèse de hanche ou de genou. Les patients opérés étaient significativement plus limités par rapport aux personnes sans arthroplastie pour les soins personnels, les activités domestiques et les activités physiques (64). Trois ans et demi après mise en place d'une Prothèse Totale de Hanche (PTH), les scores fonctionnels du SF36 et du WOMAC de 219 patients étaient inférieurs à ceux de 117 témoins issus de la population générale appariés sur l'âge, le sexe et la ville (7).

2.2.4. Déterminants de l'évolution clinique de l'arthrose

Gonarthrose

Dans une étude longitudinale de trois ans (121), les déterminants de l'altération des capacités fonctionnelles de la gonarthrose étaient l'index de masse corporelle, l'intensité de la douleur, la santé mentale et les scores de « *self efficacy* », la laxité, l'absence de soutien social et l'exercice aérobie. En revanche, le sexe, l'âge, le score de comorbidités, la présence d'une arthrose bilatérale, la force musculaire et le score de Kellgren n'étaient pas associés à l'évolution fonctionnelle perçue (121). L'importance d'un défaut d'alignement, d'une laxité en valgus ou en varus et d'une laxité dynamique sur l'évolution clinique de l'arthrose du genou a été souligné dans 2 autres études (122, 123). L'association entre la force musculaire et la gonarthrose reste controversée: dans une étude transversale, la douleur et le handicap étaient associés à une force musculaire plus faible (124). Mais les études longitudinales n'ont pas confirmé ce phénomène; la force musculaire n'y semblait pas protectrice (125, 126) et était même potentiellement délétère dans un groupe de patients avec un défaut d'alignement ou une laxité (125). Quelques essais d'intervention ont étudié l'impact de programmes d'exercices physiques et ont montré leur efficacité sur les capacités fonctionnelles et les activités quotidiennes de patients suivis pour gonarthrose (127). Chez des patients de plus de 60 ans en surpoids, l'association d'exercices physiques et d'un régime a permis une amélioration de la fonction physique et de la douleur supérieure à ces 2 interventions seules (128). Cependant, ces programmes sont contraignants et posent des problèmes d'observance. Leur effet à moyen et long terme n'est pas connu.

Coxarthrose

En ce qui concerne la hanche, les facteurs prédictifs d'incapacité, de handicap et de recours aux soins sont mal connus. Seule une étude prospective récente menée sur 8 ans indique que la répétition des périodes symptomatiques constitue un facteur d'aggravation du handicap (94).

Déterminants de la qualité de vie
Ils ont été étudiés dans les pathologies de l'appareil locomoteur, notamment chirurgicales.
De façon générale, le bénéfice clinique de la chirurgie prothétique est évident. Cependant, il a été montré que les meilleurs résultats étaient observés chez les patients ayant un bon niveau de qualité de vie pré-opératoire et une motivation plus grande (7, 8, 129). La qualité de l'opérateur et de la structure pratiquant l'intervention a également été mentionnée comme un élément pronostique du résultat de la prothèse. La prise en compte d'aspects spécifiques comme le soutien social est également importante (130, 131).

2.3. LES INSTRUMENTS DE MESURE DANS L'ARTHROSE

2.3.1. Recommandations pour des mesures des conséquences de l'arthrose

Différents groupes d'experts ou agences ont proposé des recommandations pour mesurer les conséquences de l'arthrose. En dehors de la mesure de la douleur, de la gêne fonctionnelle, du jugement global du patient et de l'imagerie, ces recommandations ne prennent pas en compte les mêmes paramètres. Ainsi, la mesure de la qualité de vie n'est prise en compte que par une minorité de ces recommandations.

Recommandations pour des mesures des conséquences de l'arthrose (132-137):

	EULAR	GREES	ILAR	FDA	EMEA	OMERACT	OARSI	IMMPACT
Douleur	√	√	√	√	√	√	√	√
Gêne fonctionnelle	√	√	√	√	√	√	√	√
Jugement global patient	√	√	√	√	√	√	√	√
Jugement global médecin	√	√	√	√				
Durée de marche	√	√						
Poussées inflammatoires		√	√		√			
Amplitude des mouvements		√	√		√			
Qualité de vie		√	√		√			
Délai de recours à la chirurgie		√						
Etat psycho-affectif								√
Imagerie		√	√	√	√	√	√	

L'établissement des critères OARSI (OsteoArthritis Research Society International) (132, 138) est intéressant à cet égard. Ils ont été établis à partir de votes d'experts. Quatre vingt dix pourcent des votants ont désigné la mesure de la douleur, de la gêne fonctionnelle, du jugement global du patient et de l'imagerie comme devant faire partie du 'core-set' de la mesure de l'évolution de l'arthrose. La qualité de vie, et le jugement global du médecin ont été désignés comme devant faire partie du core-set par 36 à 90% des participants et sont donc fortement recommandés mais ne font pas partie du core-set. Les autres mesures sont considérées comme optionnelles car moins fréquemment citées.

Critères OARSI-OMERACT de réponse au traitement

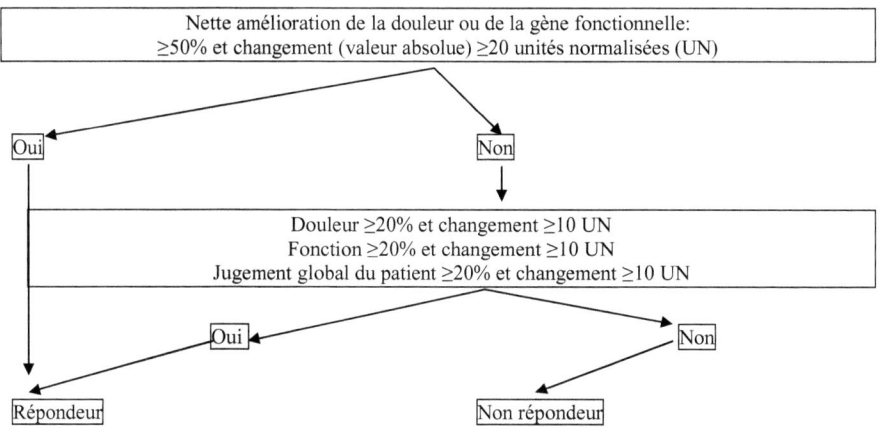

2.3.2. Description des différents instruments utilisés dans l'arthrose des membres inférieurs

Plusieurs instruments ont été utilisés pour mesurer l'état de santé ou la qualité de vie liée à la santé dans l'arthrose des membres inférieurs (57, 139, 140) et avant et après chirurgie prothétique du genou et de la hanche pour arthrose (7, 8, 129, 131, 141, 142).

Questionnaires génériques
SF36
Parmi les questionnaires génériques, le SF36 a fait l'objet d'une procédure de développement et de validation extrêmement soigneuse, il a été adapté simultanément dans plusieurs langues européennes et sa validité est très largement documentée (143-145). Il est souvent utilisé dans l'arthrose (139) en particulier dans les études de mise en place de prothèse de hanche ou de genou. En effet, 53% de ces études ont eu recours au SF36 (141).

Le SF-36 (auto-questionnaire) comporte 36 items (questions), et permet d'obtenir un profil de qualité de vie liée à la santé évaluant 8 domaines distincts : 1) Activités physiques, 2) Limitations dues à l'état physique, 3) Douleurs physiques, 4) Vie et relations avec les autres, 5) Santé psychique, 6) Limitations dues à l'état psychique, 7) Vitalité, 8) Santé perçue. L'adaptation et l'harmonisation des modalités de réponse a été publié pour la version française (146).

Nottingham Health Profile (NHP)

Le NHP a également été utilisé avant et après arthroplastie totale da hanche et de genou pour arthrose (114).

Profil de santé de Duke

Le profil de Duke a été utilisé chez des patients suivis pour arthrose des membres inférieurs ou lombalgies traités par Spa (147).

L'**Euroqol** qui définit un profil de santé et une valeur unique (indice d'utilité) a été utilisé dans l'arthrose des membres inférieurs mais moins de 10% des états de santé étaient représentés dans cette population; de plus la sensibilité au changement et la capacité discriminante étaient modérées (148).

WHOQOL-BREF

Ses propriétés psychométriques ont été analysées récemment chez des patients avant et après mise en place de prothèse de hanche ou de genou (79% d'entre eux étaient opérés pour coxarthrose ou gonarthrose). Il comporte 4 dimensions: physique, psychologique, sociale et relations et environnement (149).

Questionnaires spécifiques de l'arthrose des membres inférieurs

Instruments de mesure de l'incapacité fonctionnelle

Indice de WOMAC

Le questionnaire de WOMAC (25 items) est souvent utilisé dans l'arthrose: parmi les instruments spécifiques, il a été utilise dans 38% des études de mise en place de prothèse de hanche ou de genou (141). Il s'agit d'un instrument fonctionnel comportant 3 dimensions : 'Douleur' (5 items), 'Capacités fonctionnelles' (17 items) et 'Raideur' (3 items).

Initialement, l'indice de WOMAC comportait une dimension sociale et une dimension santé mentale (150) mais les items correspondant ont été abandonnés parce que la majorité d'entre eux n'avait pas varié au cours d'un essai de traitement par anti-inflammatoires non stéroïdiens et que les propriétés psychométriques de la dimension sociale étaient insuffisantes. Par ailleurs, l'indice de WOMAC n'a jamais fait l'objet d'une traduction-adaptation validée en français et une étude de validité d'une traduction simple a montré que ses performances étaient médiocres. L'analyse factorielle de cette version de l'indice de WOMAC testée sur 88 patients souffrant de gonarthrose n'a pas retrouvé le dimensionnement en douleur et incapacité fonctionnelle spécifié a priori (151).

Cependant, faut noter que des versions courtes ont été proposées et étudiées en français (152, 153).

Indice de Lequesne

L'indice de Lequesne (10 items) (58), est également un instrument fonctionnel. Il comporte 3 sections et 10 items: sévérité de la douleur, capacités à marcher et capacités fonctionnelles. Il a l'avantage d'être simple et facilement mémorisable pour être utilisé en consultation sans demande de temps supplémentaire. Il existe un seuil (partiellement basé sur des avis d'experts) au-delà duquel il est recommandé de proposer une intervention pour mise en place de prothèse totale ce qui est une aide intéressante à la décision pour des cliniciens.

Les instruments de qualité de vie sont particulièrement intéressants pour apprécier l'état de santé global, au delà de la douleur et des capacités fonctionnelles.

L'Arthritis Impact Measurement Scales (AIMS2) (59, 61) et sa version courte **l'AIMS2-SF** (46) ont été utilisés dans l'arthrose mais sont d'un intérêt limité pour les patients souffrant d'une pathologie touchant principalement les membres inférieurs (60). Quelques études l'ont utilisé comme instrument de mesure de la qualité de vie dans l'arthrose mais en français, il n'a été validé que dans la PR. L'AIMS2 ou EMIR (Echelle de Mesure de l'Impact en Rhumatologie) en Français (57 items) mesure 5 domaines de l'état de santé: fonction physique (membres supérieurs et inférieurs), activités sociales, symptômes et santé mentale.

Le Health Assessment Questionnaire (HAQ) est un auto questionnaire mesurant les capacités à réaliser les activités de tous les jours: s'habiller, manger, marcher, hygiène, atteindre les objets, ramasser, prendre (154, 155). Il est peu utilisé dans l'arthrose (98, 156).

Instruments de qualité de vie personnalisés
La qualité de vie dans l'arthrose a aussi été décrite par des instruments personnalisés en demandant aux patients de choisir les domaines de qualité de vie prioritaires pour eux comme par exemple le Mactar (157) ou le Seiqol (38) mais si ces instruments sont plus sensibles aux changements, les comparaisons entre les patients sont difficiles.

Pour mesurer la qualité de vie, il est recommandé d'associer 2 questionnaires: un générique et un spécifique. Dans l'arthrose, la comparaison entre le SF36 et un instrument spécifique (WOMAC) chez des patients vus avant et après chirurgie a montré qu'ils ne mesuraient pas les mêmes aspects de la santé et de la qualité de vie (142).

2.3.3. Comparaison des instruments: de leur contenu et de leurs propriétés

Quelques revues systématisées ont été publiées sur la comparaison d'instruments de mesure des membres inférieurs.
La 1ère publication rapporte les propriétés comparées des instruments utilisés pour mesurer l'état de santé et de qualité de vie des patients ayant un problème de genou. Seize instruments ont été trouvés, la plupart d'entre eux concernent des pathologies très précises et ne concernent pas l'arthrose. Peu d'instruments présentaient des propriétés de validité, de contenu et de reproductibilité

satisfaisantes. Dans seulement 5 d'entre eux, des patients avaient été impliqués au cours du développement. Le Knee injury Osteoarthritis Outcome Score, le Knee Pain Scale et l'Oxford Knee Score étaient les seuls à avoir des propriétés suffisantes. Les instruments comme le WOMAC, l'indice de Lequesne ou les instruments génériques n'étaient pas inclus car ne concernaient pas que le genou (158).

La 2ème revue s'est focalisée sur les instruments de mesure de l'évolution de l'arthrose de hanche et de genou : 18 instruments pour la hanche, 24 pour le genou et 3 pour les 2 ont été étudiés. La reproductibilité n'a été étudiée que pour 6 instruments et la validité pour 15 instruments (testée essentiellement par des corrélations entre différents scores). Seules la validité et la reproductibilité de l'indice de Lequesne, de WOMAC et du Lower Extremity Assistance scale of the University of Iowa (qui n'est pas un auto-questionnaire) avaient été étudiées correctement (159).

La 3ème revue est plus récente et compare 32 auto-questionnaires mesurant l'impact de l'arthrose de hanche et de genou. Les critères de jugement de la qualité des propriétés psychométriques ou de développement des différentes échelles sont complets, clairement définis et ont déjà été utilisés pour d'autres maladies. Un score de qualité est obtenu en additionnant les points cotés positivement. Les qualités prises en compte étaient: le temps d'administration, la facilité de calcul des scores, la facilité de compréhension, la validité de contenu, la cohérence interne, la validité de construction, les effets plancher ou plafond, la reproductibilité, la sensibilité au changement et la possibilité d'interprétation clinique. Les indices de WOMAC, de Lequesne modifié, le Hip Osteoarthritis Outcome score ou Knee injury and Osteoarthritis Outcome Score et le SF36 ont obtenus les meilleurs scores ($\geq 5/12$). A noter que le HAQ et le AIMS2 et AIMS2-SF avaient des scores notés à moins de 4 (160).

Le WOMAC, le SF36, le HAQ et l'Euroqol ont été comparés chez des patients suivis à l'hôpital en rhumatologie et des patients en attente d'arthroplastie de genou. La sensibilité au changement était la mieux évaluée par les dimensions physique et douleur du WOMAC pour les patients au stade chirurgical mais au stade rhumatologique la sensibilité au changement n'était pas meilleure avec le WOMAC et les Réponses Moyennes Standardisées (RMS) étaient basses pour les 3 dimensions du WOMAC. Les dimensions physiques et douleur du SF36 étaient aussi discriminantes en terme de sévérité de l'arthrose et distinguaient mieux les comorbidités que le WOMAC. La plus fréquente détérioration des patients suivis en rhumatologie était mieux reflétée par le SF36 ce qui peut être du à une population plus hétérogène, associant plus de comorbidités et dont les changements de qualité de vie sont plus généraux (156). Dans le cadre de la mise en place de prothèse des membres inférieurs c'est l'association d'un instrument spécifique et générique qui est préconisée car les informations apportées par ces 2 types de questionnaires sont différentes (142).

Partie 2. Objectif de la recherche
3 L'AMIQUAL

L'objectif du développement de l'AMIQUAL était de créer un instrument de qualité de vie spécifique de l'arthrose de hanche et de genou capable d'appréhender la perception que les patients ont de leur maladie et qui posséderait les propriétés psychométriques requises pour être utilisé dans les essais cliniques, les études observationnelles et en pratique clinique. Le but était d'introduire les éléments de qualité de vie rapportés par les patients à différents stades de leur maladie qui refléterait leur propre perception de la qualité de vie et l'impact de la maladie sur celle-ci.

La qualité du développement d'un instrument de qualité de vie et l'analyse de ses propriétés sont des étapes primordiales avant de pouvoir l'utiliser dans les études ou en pratique clinique et il est également indispensable de définir ses conditions d'application et de développement.

L'objectif général du travail était donc de décrire les étapes du développement de l'instrument, d'analyser ses propriétés et ses conditions d'applications et d'étudier son application dans des études transversales et longitudinales.

Les objectifs spécifiques étaient d'analyser le contenu, les propriétés psychométriques, l'interprétation des scores et les conditions d'application de l'AMIQUAL et d'étudier son application dans des études de suivi de prothèses totales de hanche ou de genou et de viscosupplémentation de hanche.

3.1. PROGRAMMES DE RECHERCHE

Groupe Qualité de vie en Rhumatologie
L'AMIQUAL a été développé par le groupe Qualité de Vie en Rhumatologie (Société Française de rhumatologie)

Programme hospitalier de recherche clinique AMISAT (Arthrose des Membres Inférieurs et Satisfaction des soins)

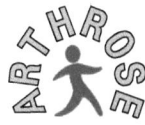
AMISAT

L'étude AMISAT est une étude d'épidémiologie clinique à visée pronostique menée en Lorraine dont un des objectifs était de déterminer les facteurs pronostiques de la qualité de vie à 6 mois et un an après mise en place d'une prothèse totale de hanche ou de genou chez des sujets arthrosiques, et d'apprécier en particulier le rôle de la satisfaction des patients vis-à-vis des soins reçus mesurée au décours du séjour hospitalier en chirurgie orthopédique.

Le 1er objectif était d'étudier la nature de la relation entre la qualité de vie pré-opératoire, la satisfaction au décours de l'hospitalisation et la qualité de vie à distance de l'hospitalisation.

Un des objectifs était notamment de préciser si la satisfaction des soins a une valeur pronostique sur la qualité de vie à distance de l'intervention ou s'il s'agit seulement d'une mesure de la satisfaction des soins reçus sans impact sur l'état de santé. La mise en évidence d'une relation entre le niveau de satisfaction à la sortie du séjour et le gain de qualité de vie à moyen terme apporterait des arguments supplémentaires en faveur de l'utilisation des indicateurs de satisfaction, ne se limitant pas à une simple perspective d'accréditation des établissements de santé mais dont les patients pourraient bénéficier. En effet, certains aspects associés à la satisfaction des soins sont modifiables et pourraient être pris en compte, améliorés et suivis.

Le 2ème objectif était l'étude de la validité (validité psychométrique, la reproductibilité et la sensibilité au changement) d'un nouvel instrument de qualité de vie de l'arthrose des membres inférieurs.

L'étude s'est appuyée sur une cohorte prospective multi site développée dans un réseau de partenariat Santé Publique – Rhumatologie – Chirurgie Orthopédie en Lorraine.
Deux échantillons ont été constitués :
Pour le 1er objectif principal, seuls les patients recrutés en chirurgie ont fait l'objet d'une mesure complète dans le cadre d'une étude de cohorte prospective à visée pronostique. Leur qualité de vie à 6 mois et à un an constituait le critère de jugement. Leur satisfaction des soins 15 jours après leur sortie du séjour hospitalier initial (pose de la prothèse) était le facteur pronostique principal étudié. Il a par ailleurs été tenu compte des autres déterminants de la qualité de vie (caractéristiques cliniques et socio-économiques, qualité du traitement chirurgical).

Les services de Chirurgie Orthopédique au sein des CHU, CHR et CHG suivants ont participé à l'étude :
CHU de Nancy, chirurgie orthopédique et traumatologique : D. Mainard, JP Delagoutte
CHR de Metz, chirurgie orthopédique et traumatologique : C. Cuny
CHG de Neufchateau, chirurgie B : G. Osnowycz

Pour le 2ème objectif qui concerne l'étude de validité du questionnaire spécifique de qualité de vie, les patients vus en consultation ou en hospitalisation en rhumatologie ou en chirurgie orthopédique, répondant aux critères d'inclusion, quels que soient le stade de la maladie et le motif de recours aux soins pour leur arthrose, ont participé à l'étude de la validité psychométrique du questionnaire en répondant à ce questionnaire au cours d'une mesure transversale. Pour la reproductibilité, les patients ont rempli un 2ème questionnaire 10 jours après la 1ère mesure. Pour la sensibilité au changement, les patients inclus et suivis en chirurgie ont complété un questionnaire pré-opératoire et un questionnaire post-opératoire à 6 mois et à un an.

Les services de Rhumatologie et les services de Chirurgie Orthopédique cités plus haut ont participé à cette partie de l'étude:

CHU de Nancy, chirurgie orthopédique et traumatologique : D. Mainard, JP Delagoutte
CHR de Metz, chirurgie orthopédique et traumatologique : C. Cuny
CHG de Neufchateau, chirurgie B : G. Osnowycz
CHU de Nancy, rhumatologie : D Loeuille
CHU Lariboisière, chirurgie orthopédique et traumatologique: R Nizard
CHU Lariboisière, rhumatologie: AC Rat
CHU Avicenne, chirurgie orthopédique et traumatologique: T Begué
CHU Avicenne, rhumatologie: D Dumont-Fisher, AC Rat
CHU Cochin, chirurgie orthopédique et traumatologique: JS Lequintrec

Critères d'inclusion

Pour les 2 objectifs d'AMISAT (patients recrutés en chirurgie orthopédique) :
- Patients adultes ayant un diagnostic d'arthrose de hanche ou de genou suivant les critères d'Altman (161, 162), vus en consultation ou en hospitalisation.
- Patients ayant une indication de remplacement prothétique total de hanche ou de genou : Indication unilatérale uniprothétique, ou si indication bilatérale et/ou multiprothétique, un délai supérieur à un an doit être prévu et/ou être écoulé entre les deux interventions.

Pour le 2ème objectif d'étude de validité du questionnaire :
La population visée pour cet objectif comprend les sujets adultes atteints d'arthrose de hanche ou de genou suivant les critères d'Altman, d'une part susceptibles de bénéficier d'une intervention chirurgicale pour mise en place d'une première prothèse totale de hanche ou de genou et d'autre part les sujets justifiant d'un traitement médical d'arthrose, hospitalier ou ambulatoire.

Critère d'exclusion:
- Autre maladie invalidante

Patients recrutés en chirurgie orthopédique

| Inclusion | 10 jours | Hospitalisation | 6 mois | 12 mois |

Données socio-démographiques
SF36
AMIQUAL

SF36
AMIQUAL

SF36
AMIQUAL

SF36
AMIQUAL

Patients recrutés en rhumatologie

| Inclusion | 10 jours |

Données socio-démographiques
SF36
AMIQUAL

SF36
AMIQUAL

3.2. DEVELOPPEMENT DE L'AMIQUAL
3.2.1. Schéma général du développement

L'AMIQUAL a été développé en 3 étapes (163). Une première étape, qualitative (37), a permis de définir le concept et le contenu de l'instrument, de générer du discours et de créer des items. La seconde étape, quantitative, a étudié les propriétés des items sélectionnés et a déterminé les dimensions et la structure factorielle du questionnaire. La dernière étape a consisté en une analyse psychométrique des dimensions.

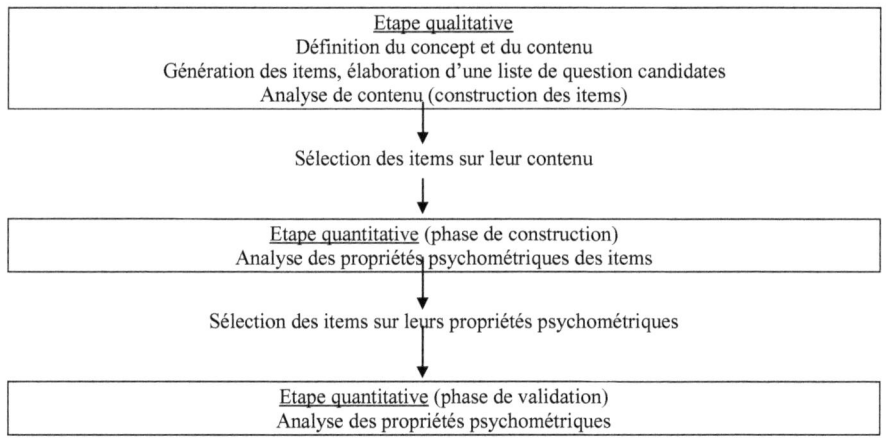

Étape qualitative

Définition du concept

Des psychologues et des sociologues de la santé, des rhumatologues et des patients atteints d'arthrose des membres inférieurs ont participé à la réflexion sur le choix du concept de qualité de vie à retenir. Le concept de qualité de vie et de ses composantes retenu pour le développement de l'AMIQUAL se fonde sur la définition de la qualité de vie de la World Health Organization (WHO) (35).

Génération des items (Figure 1)

Echantillon (Figure 1)

Soixante-dix-neuf patients atteints d'arthrose du genou ou de la hanche selon les critères d'Altman (161, 162) ont été invités à participer à des entretiens individuels ou de groupe. Les patients étaient recrutés dans des consultations de rhumatologie (hospitalières ou libérales) ou de chirurgie orthopédique. Vingt-huit professionnels de santé familiers de l'arthrose et de ses différentes options thérapeutiques ont également participé à cette phase de développement de l'AMIQUAL. Il s'agissait de rhumatologues, de chirurgiens orthopédiques, de rééducateurs fonctionnels, de médecins généralistes, d'infirmières et de kinésithérapeutes.

Techniques de recueil de discours

Les discours des patients et des professionnels de santé ont été recueillis par 5 techniques différentes (164). La 1ère source de discours était obtenue à partir d'entretiens cognitifs individuels de patients, dont l'originalité repose sur une méthode de renforcement de la mémoire (165). La 2ème source de discours était obtenue à partir d'entretiens individuels semi-structurés de patients. La 3ème source de discours provenait d'entretiens non structurés de professionnels de santé impliqués dans la prise en charge de l'arthrose. Les 4ème et 5ème sources de discours étaient obtenues respectivement à partir des entretiens de groupe de patients et de professionnels de santé.

Analyse de contenu et génération des items

Les discours obtenus par les 5 techniques ont été enregistrés, retranscrits, puis analysés. Six psychologues et sociologues de la santé travaillant par paires ont réalisé une analyse thématique de contenu. Les verbatims étaient extraits des entretiens puis groupés en catégories. Cette analyse a permis d'identifier 80 items potentiels.

Sélection des items

Parmi les 80 items, 34 ont été éliminés par un panel d'experts. Le choix des items a été principalement guidé par le contenu et la pertinence des items par rapport au concept de qualité de vie défini initialement. La formulation des items choisis se rapprochait le plus possible des verbatims retranscrits des entretiens pour garantir une meilleure acceptabilité et une meilleure compréhension.

Les modalités de réponse, la formulation définitive des items, et les instructions données aux patients ont également été déterminées par consensus d'experts. L'échelle de modalités de réponses semi-quantitative a été préférée pour ses meilleures qualités métriques et le cadre temporel de 4 semaines pour prendre en compte le caractère chronique de la maladie.

Au terme de cette étape, la première version de l'AMIQUAL (1.0) comprenait 46 items. Les patients devaient apprécier le retentissement de l'arthrose sur leur qualité de vie au cours des 4 dernières semaines. Le format des réponses était identique tout au long du questionnaire pour optimiser l'acceptabilité des questions et la précision des réponses. Chaque item était mesuré sur une échelle de 0 à 10.

Figure 1

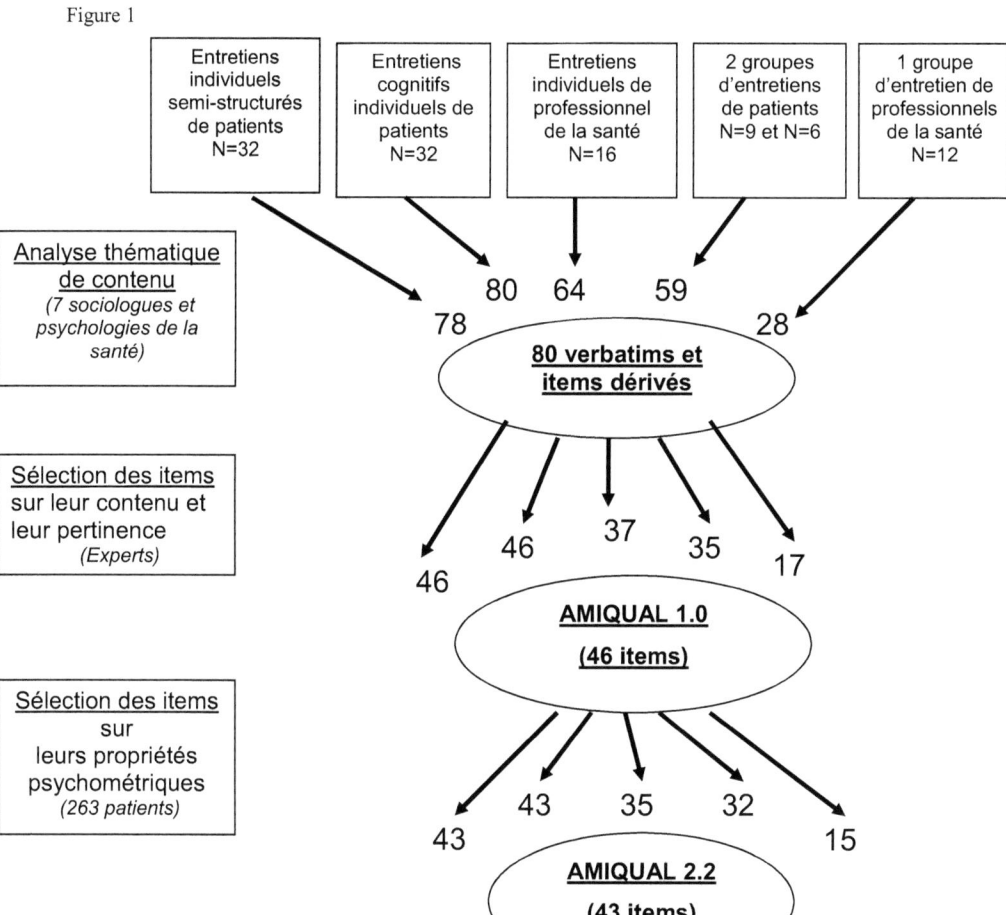

Étape quantitative

Échantillon

Les patients inclus dans cette étude ont été recrutés dans 9 consultations de rhumatologie et de chirurgie orthopédique. Les patients devaient être atteints d'arthrose de hanche ou de genou selon les critères d'Altman (161, 162) parler français, et ne pas souffrir d'une autre pathologie invalidante. Trois groupes ont été définis selon la gravité de la maladie : les patients traités médicalement, les patients programmés pour mise en place d'une prothèse de hanche ou de genou, et les patients opérés d'une prothèse de hanche ou de genou au cours des 2 années précédentes.

Mesures

Après avoir signé un consentement éclairé, tous les patients inclus dans l'étude ont rempli 2 auto-questionnaires, l'AMIQUAL (1.0) et le SF-36, et quelques questions complémentaires pour recueillir des données démographiques et cliniques. Un 2ème questionnaire AMIQUAL (1.0) leur était adressé 10 jours plus tard à leur domicile pour l'analyse de la reproductibilité.

Analyse

L'analyse psychométrique de l'AMIQUAL (1.0) complété par 263 patients a permis d'exclure 3 items supplémentaires pour aboutir à la version 2.3 du questionnaire.

L'approche de sélection des items utilisée ici est en accord avec la méthodologie développée par le groupe 'Qualité de Vie en Rhumatologie' qui associe informations sur le contenu et sur les propriétés psychométriques des items et qui donne une priorité au contenu.

3.2.2. Étape qualitative
3.2.2.1. Comparaison des méthodes de génération d'items

Rat AC, Pouchot J, Guillemin F, Baumann M, Retel-Rude N, Spitz E, Coste J. Content of quality of life instruments is affected by item generation methods. **Int J Qual Health Care. 2007; 19(6):390.**

Le développement d'un nouvel instrument de qualité de vie a été l'occasion de comparer plusieurs méthodes de génération d'items à partir des entretiens de patients et d'experts de la maladie.

Les méthodes de génération d'items des instruments de mesure complexes sont hétérogènes mais l'avantage d'une méthode par rapport à l'autre n'est pas connu. Il était donc intéressant d'étudier l'apport respectif des différentes méthodes utilisées.

Cinq méthodes ont été utilisées : des entretiens individuels de patients avec 2 techniques différentes (entretiens semi-structurés (N=32) et entretiens cognitifs (N=32)), entretiens individuels de professionnels de santé (N=16) et groupes d'entretien de patients (N=2) et de professionnels de santé (N=1).

Après l'analyse thématique de contenu, 80 verbatims ont été identifiés parmi lesquels 37 ont été exclus sur leur contenu et leurs propriétés psychométriques insuffisantes. La contribution des 5 méthodes a été étudiée en terme de sensibilité et de manque de spécificité en prenant les 43 items retenus dans la version finale de l'AMIQUAL comme référence.

Les entretiens individuels et les groupes d'entretien des patients ont produit 100 et 74% des items de l'AMIQUAL. Pour les professionnels de santé les entretiens individuels ont produit 81% des items et le groupe d'entretien 35%.

En général, les professionnels de santé avaient une vision plus restreinte du retentissement de la maladie sur les patients et les groupes d'entretien contribuaient moins aux domaines sociaux que les entretiens individuels.

Les entretiens individuels ont produit plus de verbatims que les groupes d'entretien.

Les 2 techniques d'entretien individuel de patients n'ont pas généré les mêmes items avec la même fréquence. Les items concernant le soutien social étaient plus souvent signalés au cours des entretiens cognitifs. Les patients interrogés avec des entretiens semi-structurées parlaient plus souvent de difficultés en rapport avec l'activité physique comme avoir des difficultés à monter et descendre les escaliers, à s'habiller, à rester longtemps dans la même position et à avoir besoin d'aide ou d'une canne pour marcher.

Les items 'Je suis gêné(e) par le regard des autres', 'Je suis gêné(e) de demander de l'aide si j'en ai besoin', 'J'ai l'impression que j'agace mes proches' et 'J'ai peur d'être handicapé(e)' étaient plus souvent évoqués au cours des entretiens semi-structurés alors que les items 'J'ai l'impression de vieillir avant l'âge', 'Je suis capable de faire des projets à long terme' et 'J'ai peur de dépendre des autres' l'étaient plus souvent avec les entretiens cognitifs.

Les entretiens individuels des professionnels de santé ont apporté des items typiques d'incapacité fonctionnelle. Peu de professionnels de santé parlaient des difficultés rencontrées dans des activités quotidiennes précises comme s'habiller, prendre un bain, monter ou descendre d'une voiture ou porter des choses lourdes. En dehors de quelques items, les difficultés émotionnelles et le soutien social étaient rarement soulignés. En fait, aucun item non évoqué par les entretiens individuels de patients n'a été apporté.

Cette analyse a montré que les différentes méthodes ne sont pas équivalentes et ne font pas émerger les mêmes items avec la même fréquence. Les thèmes évoqués sont plus ou moins souvent soulignés par une méthode ou l'autre. D'une façon générale, dans cette étude, les entretiens individuels semblent préférables aux entretiens de groupe qui ne garantissent pas la meilleure exhaustivité possible. Les entretiens individuels de patients identifient le plus d'items pertinents de qualité de vie mais génèrent également beaucoup d'items qui ne sont pas de la qualité de vie mais de la satisfaction des soins ou du coping.

D'après ces résultats, lors du développement d'un instrument de mesure complexe, il est donc recommandé de:
- structurer et rapporter en détails l'étape de génération des items
- préciser les méthodes employées et le nombre de personnes impliquées
- une association de plusieurs méthodes est souhaitable
- différentes techniques d'entretiens individuels comme par exemple des entretiens semi-structurés et des entretiens cognitifs peuvent être associées car elles semblent se compléter et garantissent une meilleure exhaustivité.

Ces résultats méritent d'être confirmés dans d'autres maladies et d'autres domaines de recherche.

3.2.2.2. Contenu de l'AMIQUAL

Rat AC, Guillemin F Pouchot J. Mapping the OsteoArthritis Knee and Hip Quality Of Life scale to the International Classification of Functioning, Disability and Health and comparison to five health-status instruments used in osteoarthritis. **Rheumatology (Oxford). 2008 ;47 (11):1719-25.**

Avant de choisir un instrument de mesure de qualité de vie ou de santé, la 1ère étape est de décider ce qui doit être mesuré en regard de l'objectif. La comparaison des instruments basée sur la Classification Internationale du Fonctionnement et de la Santé (CIF) qui est une classification de référence indépendante permet au chercheur de mieux repérer quels sont les thèmes ou les catégories couverts par les différents instruments.

L'objectif était d'analyser le contenu de l'AMIQUAL en étudiant comment l'AMIQUAL couvrait les catégories de la CIF; et de faire une comparaison des différents instruments utilisés dans l'arthrose basée sur le « Core set arthrose de la CIF ».

Les 43 items de l'AMIQUAL ont été associés aux catégories de la CIF selon les règles publiées. Le mapping (association des items aux catégories de la CIF) du SF36, des indices de WOMAC et de Lequesne et de l'EMIR court (AIMS2-SF) et du HAQ ont déjà été publiés et ces résultats ont été utilisés pour comparer les instruments sur la base de leur couverture des catégories du « Core set arthrose » de la CIF.

Les 51 concepts présents dans les 43 items de l'AMIQUAL ont été associés à 27 catégories de la CIF. Vingt catégories parmi les 55 que contient la version actuelle du « Core set arthrose » de la CIF sont présentes dans l'AMIQUAL.

Parmi les catégories fonctions organiques, plusieurs items décrivent le sommeil, la douleur et les fonctions émotionnelles. Seulement 3 des catégories activités et participation ne sont pas présentes dans l'AMIQUAL. Les facteurs environnementaux explorés par l'AMIQUAL comprennent plusieurs catégories importantes : les médicaments, les produits pour faciliter la mobilité personnelle et le soutien et les relations.

L'AMIQUAL et l'EMIR court représentent le « Core set arthrose » de la façon la plus exhaustive. Tous les instruments expriment l'idée de douleur et de limitations des activités et de la participation mais les fonctions de sommeil et émotionnelles, la participation à des activités professionnelles et à la vie sociale et les facteurs environnementaux sont moins souvent évoqués par les différents instruments alors qu'ils sont souvent affectés par la maladie et sont pertinents pour les patients.

La comparaison de 5 instruments de mesure complexes fréquemment utilisés dans l'arthrose a montré que c'était l'AMIQUAL qui couvrait le plus grand nombre de catégories du « Core set arthrose » de la CIF mais qu'il était également précis sur les catégories 'fonctions émotionnelles', 'douleur' et 'soutien et relations' qui sont particulièrement pertinentes pour des patients suivis pour arthrose des membres inférieurs.

3.2.3. Etape quantitative
3.2.3.1. Analyse des propriétés psychométriques

Rat AC, J Coste, J Pouchot, M Baumann, E Spitz, N Retel-Rude, JS Le Quintrec, D Dumont-Fischer, F Guillemin. OAKHQOL: A new instrument to measure quality of life in knee and hip osteoarthritis. *J Clin Epidemiol.* *2005; 58 (1):47-55*

Les propriétés psychométriques de l'AMIQUAL ont été étudiées chez des patients suivis pour coxarthrose ou gonarthrose définies selon les critères d'Altman. Cent-trente-neuf patients ont été recrutés en rhumatologie, 97 en chirurgie orthopédique et 27 avaient déjà été opérés par arthroplastie au cours des 2 années précédentes. L'âge moyen des patients était de 66 ans, 59% étaient des femmes et 80% étaient retraités. L'articulation arthrosique était le genou dans 56% des cas et la hanche dans les 44% restant. Les différences cliniques entre le groupe chirurgical et les 2 autres groupes étaient attendues et apportaient l'hétérogénéité nécessaire à l'analyse des propriétés de l'instrument.

Le questionnaire AMIQUAL a été rempli par les patients en 15 à 20 minutes.

Description des items

Un seul item avait plus de 5% de réponses manquantes. La modalité 'non concerné', prévue pour 4 items, était utilisée par 26 à 73% des patients, et ces 4 items avaient tous plus de 5% de réponses manquantes (entre 5.2 et 14.8%). Cependant, le pourcentage de réponses manquantes n'était pas supérieur à celui que l'on pouvait attendre en raison du caractère intrusif ou non pertinent de ces 4 items pour bon nombre de patients (utilisation des transports en commun, emploi, relations de couple et la sexualité).

La répartition des réponses était uniforme le long de l'échelle pour la majorité des items. Treize items avaient une modalité de réponse extrême (0 ou 10) remplie par plus de 30% des patients.

La moyenne des scores obtenus a montré que la maladie avait un impact important sur l'état de santé des personnes interrogées.

Parmi les 263 patients qui avaient rempli le premier questionnaire, 77% (203) ont complété le second envoyé par courrier 10 jours plus tard. Six items avaient un <u>coefficient de corrélation intraclasse</u> (CCI) inférieur à 0.6 (dont 4 avaient des valeurs proches de 0.6).

Dimensionnalité, analyse factorielle

La solution à 4 facteurs a été retenue. Un item ne contribuait à la construction d'aucun des 4 premiers facteurs de l'analyse en composantes principales (ACP). Les 4 premiers facteurs expliquaient 64% de la variance et représentaient les 'Activités Physiques' (19 items), la 'Santé Mentale' (14 items), le 'Soutien Social' (4 items) et les 'Activités Sociales' (3 items). Les 4 items explorant la douleur contribuaient aussi bien à la construction du facteur 'Activités Physiques' que du facteur 'Santé Mentale' et étaient corrélés entre eux. A l'examen de ces données, les experts ont choisi d'individualiser une dimension propre 'Douleur'.

Après consensus des experts, 43 items ont été retenus pour faire partie de l'AMIQUAL (2.3) et trois items ont été éliminés à cause de leurs propriétés métriques insuffisantes (reproductibilité faible de 2 items, et taux de réponses manquantes élevé et poids factoriel faible à l'ACP initiale pour un item).

Le questionnaire comprend ainsi 5 dimensions ('Activités Physiques', 'Santé Mentale', 'Douleur', 'Soutien Social', 'Activités Sociales') et 3 items indépendants concernant les relations de couple, la sexualité et l'activité professionnelle. Les 5 dimensions et les 3 items indépendants seront utilisés séparément.

Propriétés psychométriques des dimensions de l'AMIQUAL (2.3) : Validité de construction, reproductibilité

L'analyse a été effectuée avec 269 patients recrutés en chirurgie orthopédique et 339 patients recrutés en rhumatologie.

Les coefficients alpha de Cronbach des 5 dimensions étaient bons.

L'analyse de la validité de construction externe de l'AMIQUAL (2.3) montre qu'à l'exception de ce qui était observé pour la dimension 'Activités Sociales', les corrélations étaient bonnes ou modérées avec les dimensions correspondantes du SF-36. Les corrélations étaient excellentes avec les dimensions du WOMAC et bonnes avec l'indice de Lequesne. Les corrélations avec les indices cliniques et l'Echelle Visuelle Analogique (EVA) de la douleur étaient modérées.

Comme attendu, les scores de la dimension 'Activités Physiques' étaient différents selon les groupes de sévérité, d'indice de masse corporelle (IMC) ou d'âges différents, mais également selon le sexe. Les capacités de discrimination de la dimension 'Douleur' étaient également bonnes entre les groupes d'IMC, de sexe et de sévérité différents. Les scores de la dimension 'Santé Mentale' étaient différents selon le sexe, la sévérité de la maladie et l'IMC, et les scores de la dimension 'Activités Sociales' étaient différents selon la sévérité de la maladie, l'âge et le sexe. Par contre aucune différence n'était démontrée entre arthrose du genou et de la hanche dans cet échantillon.

La reproductibilité mesurée à l'aide des coefficients de corrélation intraclasse est excellente pour 3 dimensions ('Activités Physiques', 'Douleur' et 'Santé Mentale') et modérée pour les deux restantes.

En conclusion, l'étude de validité et de reproductibilité confirme que l'AMIQUAL présente les propriétés psychométriques requises. L'analyse psychométrique de l'AMIQUAL (1.0) complété par 263 patients a donc permis d'exclure 3 items supplémentaires pour aboutir à une version 2.3 du questionnaire. L'analyse en composantes principales a identifié 4 facteurs : 'Activités Physiques', 'Santé Mentale', 'Activités Sociales' et 'Soutien Social'. Une dimension 'Douleur' a secondairement été individualisée. L'analyse des dimensions a montré que la reproductibilité, la validité de construction et les capacités discriminantes de l'instrument étaient satisfaisantes.

3.2.3.2. Analyse de la sensibilité au changement

Rat AC, Pouchot J, Coste J, Baumann C, Spitz E, Retel-Rude N, Baumann M, Le Quintrec JS, Dumont-Fischer D, Guillemin F. Development and testing of a specific quality-of-life questionnaire for knee and hip osteoarthritis: OAKHQOL (OsteoArthritis of Knee Hip Quality Of Life): the OAKHQOL (OsteoArthritis Knee Hip Quality Of Life) *Joint Bone Spine 2006. 73(6):697-704*

La sensibilité au changement qui est une des caractéristiques les plus importantes pour les études de cohortes observationnelles ou les essais cliniques a été étudiée dans 2 situations cliniques rencontrées par les patients suivis pour arthrose (l'arthroplastie de hanche et de genou, et les injections d'acide hyaluronique).

Les patients suivis pour arthrose de hanche ou de genou et dont une intervention de remplacement articulaire était programmée étaient recrutés en consultation de chirurgie et complétaient les questionnaires AMIQUAL (0-100) et SF36 (0-100).

La sensibilité au changement après remplacement prothétique a été analysée par calcul des réponses moyennes standardisées (RMS) et leur distribution estimée par une procédure de bootstrap afin de comparer les dimensions des différents instruments par des tests t de Student. La probabilité de détecter un changement ou proportion de patients dont le score a varié entre les 2 mesures a également été calculée et est compris entre 0.5 (incapacité à montrer un changement) et 1 (parfaite capacité à montrer un changement).

Un an après l'intervention, 62% des patients avaient un score 'Activités Physiques' de l'AMIQUAL amélioré de plus de 50%.

La sensibilité au changement mesurée 6 mois et 1 an après arthroplastie totale de hanche ou de genou par des RMS étaient importantes pour les dimensions

'Douleur' et 'Activités Physiques', (RMS : 0.6-1.3) modérées pour la dimension 'Santé Mentale' (RMS : 0.6-0.7) et inférieures à 0.2 pour la dimension 'Activités Sociales'. Les RMS des patients opérés du genou tendaient à être moins élevées. La capacité à détecter un changement était élevée pour les différentes dimensions à l'exception des dimensions 'Activités Sociales' et 'Soutien social'. A l'exception de la dimension 'Douleur' pour la hanche (RMS non différentes) et de la dimension 'Activités Sociales' (RMS SF36 supérieures), les RMS de l'AMIQUAL étaient discrètement plus élevées que celles du SF36.

Les 49 patients suivis en rhumatologie ont rempli les questionnaires AMIQUAL, SF36 et WOMAC avant et un mois après injection d'acide hyaluronique dans la hanche.

Après un mois, 61% des patients étaient améliorés de plus de 20% selon leur appréciation globale. Après injection d'acide hyaluronique les RMS étaient bas (0.2-0.4) sauf pour les dimensions douleurs (0.5-0.6) et les différences entre les questionnaires (AMIQUAL, SF36 et indices de WOMAC et de Lequesne) étaient minimes. Ces RMS bas, concordants entre les différentes échelles de mesure, sont expliqués par la faible ou la non efficacité du traitement.

L'AMIQUAL possède la validité longitudinale requise pour mesurer le résultat d'interventions telles que les arthroplasties de hanche et de genou et les injections d'acide hyaluronique.

3.2.4. Interprétation des scores
3.2.4.1. Différence minimale cliniquement significative et qualité de vie acceptable pour le patient

Comunication orale:

Rat AC, *Baumann C, Osnowycz G, Mainard D, Delagoutte JP, Cuny C, Guillemin F Clinically relevant change and patient acceptable quality of life after total hip or knee replacement surgery for osteoarthritis. EULAR, Amsterdam, juin 2006. Annals of the Rheumatic Diseases 2006,65 (suppl2): 599*

Afin de pouvoir interpréter les scores de l'AMIQUAL, la différence minimale cliniquement significative (DMCS) qui est le changement minimal de qualité de vie considérée comme cliniquement pertinent et la qualité de vie acceptable pour le patient (QVA) qui est la valeur de qualité de vie au-delà de laquelle le patient se considère en bonne santé ont été déterminés 1 an après arthroplastie de hanche ou de genou.

Les patients suivis pour coxarthrose et gonarthrose et dont une arthroplastie était programmée ont été inclus et ont rempli les questionnaires AMIQUAL (0-100) et SF36 (0-100), à l'inclusion et 1 an après l'intervention.

Afin de déterminer la DMCS, une méthode basée sur la comparaison à un jugement global de l'évolution (répondeurs selon les critères OARSI) a été utilisée. Des moyennes ont été calculées et des courbes ROC (Receiver Operating Characteristic curves) tracées pour déterminer les seuils de changement de l'AMIQUAL qui classifiaient au mieux les patients comme répondeurs*. Pour calculer les seuils de QVA, la question de santé générale du SF36 a été utilisée comme jugement global de l'état du patient et des courbes

ROC tracées pour déterminer les seuils de l'AMIQUAL qui classifiaient au mieux les patients en bonne santé après l'intervention**.

L'âge moyen des 198 patients de la cohorte était de 69 ans et à l'inclusion la moyenne des scores 'Activités Physiques', 'Douleur', 'Santé Mentale' et 'Activités Sociales' de l'AMIQUAL étaient de 35, 39, 59 et 55 sur une échelle de 0 à 100. A 1 an, 70% patients étaient répondeurs selon les critères OARSI et 88% se considéraient en bonne santé.

Tableau 1 : Caractéristiques des patients

		Hanche N=129		Genou N=69	
		N	(%)	N	(%)
Sexe	**Hommes**	54	(41.9)	25	(36.2)
Travail	**Actifs**	20	(16.3)	1	(4.8)
Kellgren	**Stades < 2**	18	(15.1)	14	(21.2)
	Stades ≥ 2	101	(84.9)	52	(78.8)
		Moyenne (DS)		Moyenne (DS)	
Age		68.3 (9.7)		70.2 (6.7)	
IMC (kg/m2)		30.8 (27.1)		30.4 (5.3)	
EVA douleur		64.6 (16.5)		64.7 (17.6)	
AMIQUAL					
Activités physiques		33.8 (18.6)		37.8 (20.3)	
Douleur		38.9 (26.0)		40.6 (22.4)	
Santé mentale		58.6 (24.3)		60.0 (23.8)	
Soutien social		76.3 (23.0)		81.0 (15.9)	
Activités sociales		55.2 (28.0)		54.7 (26.3)	

IMC : Indice de masse corporelle, EVA : échelle visuelle analogique

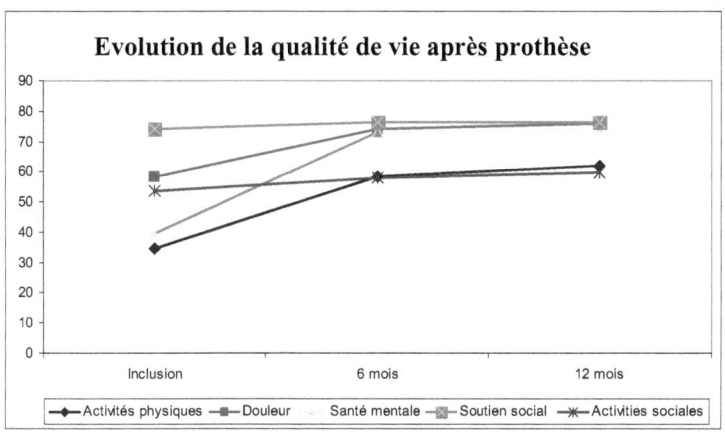

Tableau 2 : Différence minimale cliniquement significative (DMCS) et qualité de vie acceptable pour le patient (QVA) après arthroplastie de hanche ou de genou pour arthrose

	DMS		
	Courbes ROC *		Moyenne (répondeurs OARSI) [a]
	Hanche	Genou	Hanche et Genou
AMIQUAL	N=129	N=69	
Activités physiques [0-100]	19	15	21
Douleur [0-100]	28	23	25
Santé mentale [0-100]	15	11	14
	QVA		
	Courbes ROC **		Moyenne (patients en 'bonne santé') [b]
Activités physiques [0-100]	50	46	59
Douleur [0-100]	63	55	74
Santé mentale [0-100]	66	71	75

*seuils de changement des scores de l'AMIQUAL qui classifient au mieux les patients en répondeurs ou non répondeurs OARSI., [a] moyennes des changements de scores parmi les répondeurs OARSI, ** : seuils des scores de l'AMIQUAL qui classifient au mieux les patients en bonne santé lors de l'évaluation finale, [b] moyennes des scores des patients répondant 'bonne' ou 'très bonne' à la question de santé générale du SF36 après le traitement.

Tableau 3 : Variation des scores de l'AMIQUAL (DMCS) à 1 an parmi les patients répondeurs selon les critères OARSI, par articulation et en fonction des scores à l'inclusion (moyennes)

	Chirurgie N=136			
			Scores à l'inclusion	
	Hanche N=91	Genou N=45	< Médiane	≥ Médiane
AMIQUAL				
Activités physiques	+23.0	+19.0	+35.0	+15.3
Douleur	+28.4	+21.4	+36.8	+20.3
Santé mentale	+14.6	+11.7	+22.9	+8.8
Soutien social	-5.5	-18.2	+1.8	-15.2
Activités sociales	-0.2	+5.8	+17.0	-8.4

Tableau 4 : Scores de l'AMIQUAL après chirurgie parmi les patients répondant 'bonne' à la question de santé générale du SF36, en fonction de l'articulation et des scores initiaux (moyennes)

	Hanche N=91		Genou N=49	
	Scores à l'inclusion		Scores à l'inclusion	
	< Médiane	≥ Médiane	< Médiane	≥ Médiane
AMIQUAL				
Activités physiques	51.8	63.0	55.0	65.5
Douleur	65.5	82.1	67.5	77.9
Santé mentale	65.2	86.3	61.8	88.1
Soutien social	67.2	83.1	65.8	82.7
Activités sociales	48.5	69.3	54.7	61.9

La détermination de la différence minimale cliniquement significative et de la qualité de vie acceptable pour le patient de l'AMIQUAL apporte des données permettant de traduire les scores de l'AMIQUAL en valeurs plus directement utilisables pour interpréter le résultat des différentes interventions.

3.2.5. Etude des conditions d'application
3.2.5.1. Effet de l'ordre de présentation des questionnaires de qualité de vie spécifique et générique dans l'arthrose de hanche et de genou

Rat AC, Baumann C, Klein S, Loeuille D, Guillemin F. Effect of the order of presentation of a generic and a specific Quality of Life instrument in knee and hip osteoarthritis: a randomised study. **Osteoarthritis Cartilage. 2008. 16 (4):429-35.**

L'association de questionnaires de qualité de vie générique et spécifique est recommandée pour mesurer la qualité de vie des maladies chroniques. Afin de savoir si l'ordre de présentation des questionnaires de qualité de vie générique et spécifique pouvait influencer la façon de répondre et les niveaux de qualité de vie déclarés dans l'arthrose des membres inférieurs, l'ordre de présentation des questionnaires SF36 et AMIQUAL de 340 patients a été tiré au sort.

Trois cent quarante et un patients suivis pour arthrose de hanche ou de genou en consultation de rhumatologie ou d'orthopédie ont été inclus dans l'étude. Après recueil des données démographiques et cliniques les patients devaient remplir le SF36 (questionnaire générique) et l'AMIQUAL (questionnaire spécifique) à l'inclusion, à 10 jours et 2 et 6 mois après la mise en place de prothèse pour les patients recrutés en chirurgie. L'ordre d'administration des questionnaires était tiré au sort à l'inclusion.

Quel que soit l'ordre de présentation des questionnaires et le temps d'administration, aucune différence statistiquement significative n'a été mise en évidence entre <u>le nombre de données manquantes, le nombre de dimensions avec un effet plancher ou plafond et les scores</u> des 2 questionnaires. Pour une seule dimension (soutien social de l'AMIQUAL), la reproductibilité étaient meilleure dans le groupe dans lequel le questionnaire générique était présenté en 1er (coefficients de corrélation intraclasse: 0.84 et 0.55). La sensibilité au changement après mise en place de prothèse et les capacités discriminantes entre les patients consultant en rhumatologie et les patients consultant avant mise en place de prothèse ne favorisaient pas un groupe par rapport à l'autre. La validité de construction (corrélations entre scores de qualité de vie et les variables cliniques (EVA douleur et périmètre de marche)) n'était pas non plus influencée par l'ordre de présentation des questionnaires.

Cette étude a montré que l'ordre de présentation de l'AMIQUAL et du SF36 avait seulement une influence minime sur les niveaux de mesure et sur la qualité des réponses.

Cependant, si l'objectif de l'étude est de comparer les scores de qualité de vie à d'autres maladies ou à une population de référence, il est probablement préférable de respecter les conditions dans lesquelles les niveaux de qualité de vie ont été recueillis c'est-à-dire le questionnaire générique présenté en 1er. Les recommandations usuelles de commencer par le questionnaire générique peuvent par conséquent être conservées dans l'arthrose.

3.2.6. Applications
3.2.6.1. Déterminants de la satisfaction des soins après arthroplastie totale de hanche ou de genou ?

Baumann C, **Rat AC**, Osnowycz G, Mainard D, Delagoutte JP, Nizard R, Cuny C, Begue T, Guillemin F. Clinical presentation and preoperative quality of life do not predict satisfaction with care after total hip or knee replacement. ***J Bone Joint surg. 2006; 88 (3):366-73***

L'AMIQUAL a été utilisé au cours du programme AMISAT dont un des objectifs était d'identifier des facteurs prédictifs de la satisfaction des soins après arthroplastie de hanche ou de genou pour arthrose.
Une précédente étude portant sur un échantillon de patients tout venant hospitalisés au CHU de Nancy avait mis en évidence une association entre plusieurs facteurs indépendants de l'hospitalisation et les mesures de satisfaction des soins. Ces associations ont été analysées dans l'étude AMISAT.
Les patients de 4 centres chirurgicaux dont une indication de pose de prothèse totale de hanche ou de genou pour arthrose avait été retenue ont été inclus dans la cohorte. A l'inclusion, les paramètres cliniques et sociodémographiques et les réponses à 2 questionnaires de qualité de vie (SF-36 et AMIQUAL) ont été recueillis. Les données de satisfaction des soins ont été recueillis un mois après la chirurgie à l'aide du questionnaire PJHQ (Patient Judgements of Hospital Quality) adapté en français et qui comporte 5 dimensions: admission, soins infirmiers, soins médicaux, information, environnement hospitalier (166).
Les 230 patients inclus dans la cohorte étaient âgés de 79 ans en moyenne, et 43% étaient des hommes. L'âge, le sexe, l'articulation opérée, les caractéristiques cliniques et la santé perçue à l'inclusion n'étaient pas associés à la satisfaction des soins post-opératoire. Le meilleur facteur prédictif de toutes

les dimensions de la satisfaction à l'exception de la dimension information était la dimension douleur des instruments de qualité de vie à l'inclusion (β=-0.22, p=0.03 to β=-0.30, p=0.008). Le niveau de satisfaction variait également significativement selon le centre en particulier la dimension environnement hospitalier du PJHQ.

Le niveau de satisfaction des soins des patients opérés de prothèse totale de hanche ou de genou pour arthrose est indépendant de l'état clinique préopératoire et est peu sensible à la qualité de vie initiale des patients. Bien que des études aient démontré une relation entre des facteurs indépendants de l'hospitalisation et le niveau de satisfaction des patients, ces résultats montrent le contraire et laissent à penser que tous les patients, quelles que soient leurs caractéristiques initiales perçoivent leur prise en charge de façon similaire. L'absence d'influence des caractéristiques des patients avant l'hospitalisation sur le niveau de satisfaction immédiatement après la sortie est un élément en faveur de l'utilisation des questionnaires de satisfaction pour apprécier la qualité de la prise en charge du patient. En outre, ces résultats suggèrent que toute action visant à améliorer le processus de soins peut avoir un impact direct sur la satisfaction, indépendamment des caractéristiques initiales des patients.

3.2.6.2. Impact de la satisfaction des soins sur la qualité de vie un an après une arthroplastie totale de hanche ou de genou.

Baumann C, Rat AC, Osnowycz G, Mainard D, Cuny C, Guillemin F.
Satisfaction with care after total hip or knee replacement predicts self-perceived health status after surgery. BMC Musculoskelet Disord. 2009;10(1):150.

Le 2ème objectif d'AMISAT était d'étudier le rôle prédictif de la satisfaction des soins sur la qualité de vie postopératoire après prothèse de hanche ou de genou. Il s'agit d'un travail original puisqu'il est le premier, à avoir recherché une relation entre le niveau de satisfaction des soins au décours de l'hospitalisation et la qualité de vie des patients 1 an après une arthroplastie totale de hanche ou de genou pour arthrose.

Les patients dont une indication d'arthroplastie de hanche ou de genou pour arthrose avait été posée ont été inclus dans une cohorte prospective multicentrique. La qualité de vie a été mesurée par l'AMIQUAL et le SF36 avant l'intervention et 1 mois, 6 mois et 1 an après l'intervention. La satisfaction des soins a été mesurée 1 mois après l'intervention par le Patient Judgments of Hospital Quality questionnaire (PJHQ).

Parmi les 231 participants, 189 ont été suivis pendant 1 an (age moyen : 69 ± 8 ans; 41.9% hommes). Après ajustement sur les scores de qualité de vie préopératoire et sur les caractéristiques sociodémographiques et cliniques des patients, les patients dont les scores de satisfaction étaient les plus élevés avaient une meilleure qualité de vie 1 an après l'intervention. Les scores des soins médicaux, de l'admission et des soins infirmiers prédisaient les scores de douleur, de santé mentale, de fonctionnement social, de vitalité et de santé générale du SF36, et de douleur, de santé mentale et de soutien social de l'AMIQUAL. Les autres facteurs prédictifs d'une meilleure qualité de vie postopératoire étaient: des scores de qualité de vie préopératoire plus élevés, être un homme et être opéré de la hanche.

Ces résultats révèlent que les patients les plus satisfaits de leur hospitalisation (dimensions soins médicaux, soins infirmiers et admission principalement) ont une meilleure qualité de vie à 1 an quel que soit leur niveau de qualité de vie préopératoire. Par contre, le fait d'être plus ou moins satisfait de l'environnement hospitalier n'a aucun impact sur l'état de santé perçu 1 an après l'intervention. Cette dimension reflète principalement la qualité des prestations hôtelières hospitalières et s'avère être une dimension non négligée dans le dispositif d'accréditation des établissements de santé. Toutefois, si l'intérêt descriptif de cette dimension n'est pas remis en cause, la satisfaction vis-à-vis des soins reçu prédit davantage l'état de santé perçue 1 an après l'hospitalisation.

Ces résultats apportent un argument en faveur d'une utilisation nouvelle des mesures de satisfaction. En effet, au-delà de leur capacité à refléter la qualité des soins reçus, les mesures de satisfaction constituent de bons indicateurs prédictifs de l'état de santé perçu après mise en place de prothèse totale de hanche ou de genou pour arthrose.

La mesure de la satisfaction des soins des patients est actuellement utilisée comme indicateur de choix de la qualité des soins délivrés. Elle est utilisée par les gestionnaires d'établissements et les décideurs en matière de santé pour surveiller et proposer des mesures d'amélioration de l'organisation des prestations et des soins. Elle pourrait maintenant également servir les cliniciens en leur apportant une information pronostique de l'avenir de l'état de santé de leurs patients après la sortie de l'hôpital. Montrer que cette relation persiste et qu'elle existe aussi chez des patients hospitalisés pour d'autres maladies chroniques permettrait d'affiner les connaissances d'un facteur pronostique nouveau, de proposer des mesures d'accompagnement adaptées en fonction du niveau de satisfaction des soins pour optimiser l'évolution de la qualité de vie et de prendre en compte cette information pour mieux organiser la coordination hôpital-ville en vue de la prise en charge post-hospitalisation des patients. Ces résultats sont également une motivation supplémentaire pour utiliser les indicateurs de satisfaction comme moyen d'amélioration des pratiques professionnelles et de la qualité des soins.

L'AMIQUAL a donc été permis avec le SF36 de montrer cette relation entre satisfaction des soins postopératoire immédiate et la qualité de vie à 1 an.

3.2.6.3. Mesures de la satisfaction des soins et qualité de vie après prothèse totale de hanche ou de genou

Baumann C, Rat AC, Mainard D, Cuny C, Guillemin F. The importance of patient satisfaction with care in predicting quality of life after total joint arthroplasty. Qual life research 2011; 20(10):1581-8.

Les échelles de mesure de satisfaction des soins sont peu comparables entre elles et mesurent des éléments ou des dimensions différents.
L'objectif était d'étudier le rôle prédictif de la satisfaction des soins sur la qualité de vie postopératoire après prothèse de hanche ou de genou par 2 échelles de mesure de satisfaction des soins différentes.
Les patients dont une arthroplastie de hanche ou de genou pour arthrose ont été inclus dans une cohorte prospective multicentrique. La qualité de vie a été mesurée par l'AMIQUAL et le SF36 avant l'intervention et 1 mois, 6 mois et 1 an après l'intervention. La satisfaction des soins a été mesurée 1 mois après l'intervention par le Patient Judgments of Hospital Quality questionnaire (PJHQ) et le Quality of Care Scale (QCS).
Parmi les 231 participants, 189 ont été suivis pendant 1 an (age moyen : 69 ± 8 ans; 41.9% hommes). Après ajustement sur les scores de qualité de vie préopératoire et sur les caractéristiques sociodémographiques et cliniques des patients, les patients dont les scores de satisfactions étaient les plus élevés avaient une meilleure qualité de vie 1 an après l'intervention.
Les dimensions soins médicaux, admission et soins infirmiers du PJHQ prédisaient ou montraient une tendance à prédire les dimensions activités physiques, douleur, santé mentale de l'AMIQUAL. Les patients les plus satisfaits avec l'information reçue et les relations (QCS) avaient une meilleure

qualité de vie postopératoire dans toutes les dimensions, à l'exception de la dimension santé mentale. Ces résultats confirment que les patients les plus satisfaits de leur hospitalisation (dimensions soins médicaux, soins infirmiers, admission, information reçue et relations) ont une meilleure qualité de vie à 1 an quel que soit leur niveau de qualité de vie préopératoire. Cette relation a été observée avec différents instruments de mesure de qualité de vie et de satisfaction des soins.

3.3. SYNTHESE ET PERSPECTIVES

3.3.1. Synthèse

L'AMIQUAL (OAKHQOL) est la 1ere échelle de mesure des aspects multidimensionnels de la qualité de vie, spécifique de l'arthrose de hanche et de genou. Il permet de capturer des aspects spécifiques de la qualité de vie rencontrés par les patients suivis pour arthrose du genou et de la hanche qui ne sont pas pris en compte par les différents instruments utilisés dans l'arthrose des membres inférieurs. Il est simple, facile à employer et permet de n'utiliser qu'un seul instrument et non une batterie d'échelles différentes. Il peut être utilisé dans les essais cliniques, les études épidémiologiques et les études descriptives. Par rapport aux autres instruments algofonctionnels et de qualité de vie utilisés dans l'arthrose, les thèmes couverts par l'AMIQUAL sont plus nombreux et sont particulièrement pertinents pour étudier le retentissement de la maladie et suivre les patients. Les propriétés métrologiques sont satisfaisantes et L'AMIQUAL fait partie des instruments dont l'étude de validité a été parmi les plus complètes même si les analyses doivent être poursuivies.

Afin de savoir quel instrument est le plus approprié pour un objectif d'étude donné il est important de comparer les différents instruments disponibles sur leur contenu et sur leurs propriétés métrologiques.

3.3.1.1. Résumé du contenu de l'AMIQUAL

La 1ère question à se poser lorsque l'on doit choisir un instrument de mesure est de décider quel doit être le critère de jugement et ce qu'il faut mesurer, en tenant compte des objectifs, de la population étudiée et de l'intervention médicale considérée. La 2ème question est de choisir comment mesurer ces critères de jugement.

Etude du contenu basée sur Classification internationale du fonctionnement, du handicap et de la santé

La comparaison des instruments de mesure de qualité de vie basée sur la CIF illustre bien que ces différents instruments couvrent différentes catégories et composantes de la CIF et qu'ils les couvrent avec une précision très variable. Cette comparaison permet au chercheur de choisir un instrument en fonction des catégories couvertes.

La comparaison du contenu des principaux instruments algofonctionnels et de qualité de vie utilisés dans l'arthrose basée sur la CIF a montré que l'AMIQUAL couvrait le plus grand nombre de catégories de la CIF. Par ailleurs, le nombre de concepts par catégorie était élevé donc précis pour les catégories 'fonctions émotionnelles', 'douleur' et 'relations et soutien social' qui sont spécialement pertinentes pour des patients se plaignant d'arthrose de hanche et de genou. Le AIMS2-SF montrait également un grand nombre de catégories couvertes mais est moins bien adapté à une atteinte des membres inférieurs.

Comparaison des items de l'AMIQUAL avec les instruments fréquemment utilises dans l'arthrose

Lorsque l'on compare les items de l'AMIQUAL aux items du SF36, de nombreux thèmes sont spécifiques à l'AMIQUAL: le soutien social, le sommeil, les effets secondaires des médicaments, les perspectives temporelles, la gène du regard des autres, l'utilisation des transports en commun et la sexualité. Parmi les items de santé mentale, les items se référant à la perception de la personne de vis à vis des autres ('J'ai peur de dépendre des autres', 'Je suis gêné(e) de demander de l'aide si j'en ai besoin') n'étaient retrouvés que dans l'AMIQUAL.

Les perspectives de temps évoquées dans l'AMIQUAL par 'Je suis capable de faire des projets à long terme', 'Je me demande ce que je vais devenir' et 'J'ai l'impression de vieillir avant l'âge' ne correspondent qu'approximativement à l'item du SF36 'Je m'attends à ce que ma santé se dégrade'. A l'inverse les items de santé générale du SF36 ne sont pas dans l'AMIQUAL.

Parmi les 20 items des domaines activités physiques et douleur de l'AMIQUAL, 45 et 50% trouvaient leur équivalent dans les indices de WOMAC et de Lequesne. Lorsque l'on compare l'AMIQUAL à l'EMIR court (AIMS2-SF), les items concernant le soutien social étaient similaires mais les thèmes d'inquiétude de l'avenir et de dépendance et d'image corporelle n'étaient pas présents dans l'EMIR court. Le domaine des fonctions émotionnelles était également plus finement exploré par l'AMIQUAL.

THEMES ORIGINAUX DE L' AMIQUAL

La santé mentale

L'impact de l'arthrose sur la santé émotionnelle et sur l'anxiété et la dépression des patients est bien documenté (106, 107, 167, 168). De plus la douleur et les capacités fonctionnelles des patients suivis pour gonarthrose sont associées à la santé mentale, l'anxiété et le sentiment d'impuissance (108-112).

La santé mentale est donc un domaine important pour les patients atteints d'arthrose des membres inférieurs et fait d'ailleurs partie des recommandations de l'IMMPACT (136) pour mesurer les conséquences et l'évolution de l'arthrose.

Seuls l'AMIQUAL, le SF36 et le l'EMIR court ont une dimension santé mentale.

Le soutien social

Il était intéressant d'intégrer une dimension de soutien social dans l'AMIQUAL.

Il a en effet été montré que les différentes composantes du soutien social étaient associées à la qualité de vie (169, 170), notamment lors de la mise en place de prothèse pour arthrose (130, 131). De meilleures relations et interactions sociales et une meilleure satisfaction avec le soutien émotionnel orientée vers un problème sont associées à un meilleur état fonctionnel, une meilleure santé mentale, un meilleur fonctionnement social et une meilleure vitalité. Il est à noter que la satisfaction perçue du soutien pourrait contribuer de façon plus importante à l'amélioration de la qualité de vie que les actes eux-mêmes (130). Par ailleurs, les amis de patients souffrant d'arthrose de hanche ou de genou invalidante sont une source importante d'information et sont prédictifs du désir de considérer la chirurgie comme une option thérapeutique (171).

Dans l'arthrose de genou au stade médical, le soutien social était associé à l'évolution des capacités fonctionnelles (121) et une intervention sous forme de groupes de soutien de patients était coût-efficace (172).

Dans l'AMIQUAL les items de soutien social explorent la perception du soutien reçu et la disponibilité de ce soutien ce qui est donc essentiel pour des patients suivi pour arthrose tant à un stade chirurgical qu'à un stade médical. Parmi les autres instruments utilisés dans l'arthrose, seuls le l'EMIR court et le HAQ contiennent au moins un item concernant le soutien social.

Le sommeil

Trois items de l'AMIQUAL concernent le sommeil.

Au cours des maladies rhumatologiques et de l'arthrose, le sommeil est souvent perturbé. Après mise en place de prothèse de hanche pour arthrose, 75% des patients affirmaient que la douleur de hanche responsable des troubles du sommeil s'améliorait et 40% des patients rapportaient une amélioration de la qualité de leur sommeil (105). Chez des patients souffrant de gonarthrose les capacités physiques, la douleur et la santé mentale contribuent de façon indépendante aux troubles du sommeil (115). Dans une enquête nationale, les douleurs articulaires étaient responsables d'insomnie chez 33% des personnes interrogées (173).

Seuls l'AMIQUAL et le l'EMIR court comportent des items sur le sommeil alors qu'il s'agit d'une préoccupation importante des patients et que le sommeil est sensible aux traitements et à l'évolution de la maladie.

L'image de soi

Dans l'arthrose, l'image de soi est également affectée par la maladie. Les patients souffrant d'arthrose rapportent plus souvent une perception altérée de leur image corporelle que les patients suivis pour polyarthrite rhumatoïde. Le désavantage perçu est également plus intense (104). Cependant, même si le concept d'image corporelle ne se limite pas à l'apparence externe mais est aussi le sentiment d'avoir un contrôle inapproprié de son corps, la visibilité de la maladie par les autres est très importante dans les maladies chroniques comme l'arthrose (116). Lors du développement de l'AMIQUAL, l'image de soi a été exprimée au cours des entretiens de patients, par l'item 'Je suis gêné(e) par le regard des autres' mais aussi par 'J'ai l'impression que j'agace mes proches' et également par 2 items qui n'ont pas été retenus : 'Ne pas montrer son handicap ou ses déformations', 'ne plus pouvoir plaire ou se plaire'. Seul l'AMIQUAL contient un item exprimant cette idée.

La dépendance

La perception de dépendance ou d'indépendance est déterminée par les capacités fonctionnelles, l'environnement physique, le contexte social et politique et la nature des relations de soutien et des variables psychologiques (174). Cinq items de l'AMIQUAL ('J'ai peur de dépendre des autres', 'j'ai peur d'être handicapé', 'J'ai besoin d'aide', 'Je suis gêné(e) de demander de l'aide si j'en ai besoin' et 'Je me demande ce que je vais devenir') soulignent la peur de la dépendance et sont donc une préoccupation majeure des patients suivis pour arthrose confrontés avec le handicap.

Les items: 'Je suis capable de faire des projets à long terme' et 'Je me demande ce que je vais devenir' exprime une idée de perspective de temps et sont influencés par le sentiment d'indépendance.

Une des préoccupations des patients suivis pour arthrose des membres inférieurs est liée aux traitements et à la prise en charge mais ces items n'ont pas été retenus dans l'AMIQUAL car n'ont pas été considérés comme devant faire partie d'un instrument mesurant la qualité de vie.

Un seul item concernant les traitements 'J'ai peur des effets secondaires de mon traitement' a été gardé dans l'AMIQUAL

En reprenant la liste des qualités requises par un instrument de mesure utilisée par Veenhof et al (160) dans sa revue des échelles de mesure dans l'arthrose on peut résumer les caractéristiques de validité de contenu de l'AMIQUAL ainsi:

Validité de contenu (explore l'adéquation des items avec les objectifs de l'instrument de mesure et des concepts sous-jacents):

On peut rappeler que l'objectif du développement de l'AMIQUAL était de créer un instrument de mesure de qualité de vie spécifique de l'arthrose de hanche et de genou qui donnait priorité au point de vue des patients tout en intégrant la perspective des professionnels de santé. Le concept de qualité de vie choisi était la définition de l'OMS. Si aucune définition de la qualité de vie n'a été abordée au cours des entretiens des patients et des professionnels de santé, la définition de l'OMS a été prise en compte lors de l'étape de sélection des items sur leur contenu.

L'exhaustivité est garantie au mieux parce que :

- Les items du questionnaire ont été générés à partir d'entretiens de patients et de professionnel de santé en donnant la priorité au point de vue des patients.
- Plusieurs méthodes de génération d'items (5) ont été utilisées pour augmenter l'exhaustivité des items représentant l'impact de l'arthrose des membres inférieurs sur la qualité de vie.
- Plusieurs analystes (7) ont réalisé l'analyse de contenu
- Un nombre approprié (79 patients et 28 professionnels de santé) d'experts ont été impliqués dans le projet
- Le contenu de l'instrument a été étudié par mise en relation des items de l'AMIQUAL avec la CIF et d'autres instruments de qualité de vie publiés dans l'arthrose.

Ainsi, la méthodologie de développement garantit la validité de contenu de l'AMIQUAL et l'étude de son contenu a renforcé cette propriété. Il existe bien une adéquation des items de l'AMIQUAL avec les objectifs de l'instrument de mesure et des concepts sous-jacents.

3.3.1.2. Résumé des caractéristiques et des propriétés métrologiques de l'AMIQUAL

La sélection d'un instrument doit dépendre de ses qualités psychométriques (validité, reproductibilité, sensibilité au changement) et de considérations pratiques (temps et mode d'administration, facilité de scoring).

Avant de recommander les questionnaires les plus appropriés pour mesurer les conséquences de l'arthrose une description de leurs propriétés est indispensable. Plusieurs revues de comparaison de questionnaires employés dans l'arthrose ont été publiées ces dernières années (158-160, 175).

Veenhof et al ont publié une comparaison des différentes échelles de mesure utilisées dans l'arthrose mais en ne prenant en compte que les domaines concernant la douleur, les capacités physiques et l'appréciation globale du patient (160).

En reprenant la liste d'évaluation des qualités psychométriques utilisée dans sa revue on peut résumer les caractéristiques de l'AMIQUAL ainsi:

1. **Population cible :** patients souffrant d'arthrose de hanche ou de genou selon les critères d'Altman.
2. **Dimensions étudiées :** 'Activités physiques', 'Douleur', 'Santé Mentale', 'Soutien Social', 'Activités Sociales'.
3. **Nombre de dimensions** : 5 + 3 items indépendants.
4. **Nombre d'items** : 43.
5. **Nombre de modalités de réponse** : 11 (0 à 10).
6. **Etendue des scores** : 0 à 100.
7. **Temps d'administration** : 15 à 20 minutes
8. **Mode d'administration** : autoquestionnaire.
9. **Acceptabilité et compréhension** (le questionnaire est compréhensible par tous les patients)

La formulation des items choisis se rapproche le plus possible des verbatims retranscrits des entretiens de patients pour garantir une meilleure acceptabilité et une meilleure compréhension.

10. **Facilité de calcul des scores** :

Calcul des scores de l'AMIQUAL : les scores de l'AMIQUAL (2.3) sont obtenus en calculant la moyenne des items de chacune des dimensions. Lorsque plus de la moitié des items d'une dimension sont manquants le score de cette dimension n'est pas calculé. Si la moitié des items d'une dimension ou moins sont manquants, la valeur manquante est remplacée par la moyenne des valeurs observées de la même dimension pour l'individu.

Dimensions	Items	Etendue score brut	Normalisation
'Activités physiques'	Q1 à Q11, Q13, Q14, Q24, Q25, Q28	0-10	100-(Score X 10)
'Douleur'	Q26, Q27, Q33, Q34	0-10	100-(Score X 10)
'Santé Mentale'	Q15 à Q21, Q29, Q35, Q36, Q37, Q38, Q41	0-10	100-(Score X 10)
'Soutien Social'	Q39, Q40, Q42, Q43	0-10	Score X 10
'Activités Sociales'	Q30, Q31, Q32	0-10	Score X 10
Items indépendants	Q12, Q22, Q23	0-10	

Les scores normalisés varient entre 0 (QV la pire) à 100 (QV la meilleure), Q : question

11. **Etude de validité réalisée** chez des patients suivis pour arthrose de hanche ou de genou quel que soit le stade (patients vus en rhumatologie ou avant mis en place de prothèse de hanche ou de genou)

12. **Effets planchers et plafonds** (possibilité de montrer une détérioration ou une amélioration des scores chez des patients dont l'état de santé s'est modifié) : La répartition des réponses aux items était uniforme le long de

l'échelle pour la majorité des items. Treize items sur 46 analysés avaient une modalité de réponse extrême (0 ou 10) remplie par plus de 30% des patients. Les résultats de l'analyse des effets planchers et plafonds des scores n'ont pas été publiés mais à l'exception d'un effet plafond à 12% pour la dimension activités sociales et à 21% pour la dimension soutien social moins de 5% des patients ont des effets plancher ou plafond.

13. **Reproductibilité (test re-test)** : les coefficients de corrélation intraclasse des dimensions 'Activités Physiques', 'Douleur' et 'Santé Mentale' sont excellents (supérieurs à 0.8) et la reproductibilité des deux restantes 'Soutien social' et 'Activités sociales' est modérée (CCI=0.53-0.66).

14. **Validité de structure ou cohérence interne de l'instrument** (les items décrivant l'une des dimensions sont mieux corrélés entre eux qu'avec ceux des autres dimensions): étudiée par calcul des coefficients alpha de Cronbach, par une analyse en composantes principales.

15. **Validité de construction externe** (associations et corrélations entre les résultats donnés par l'instrument et les résultats tirés de l'application de méthodes d'observation ou d'indicateurs de nature différente): plusieurs instruments ou indices cliniques ont été utilisés selon le recrutement ou l'articulation touchée : le SF36, les indices de WOMAC et de Lequesne, les scores de Harris pour la hanche et du Knee Society clinical rating system (IKS) pour le genou, le périmètre de marche et l'échelle visuelle analogique de la douleur (EVA). Les scores des dimensions de l'AMIQUAL (2.3) ont été corrélés aux dimensions correspondantes du SF36, et avec les différents critères externes par le calcul des coefficients de corrélation de Spearman. La validité discriminante a été analysée par comparaison des scores de l'AMIQUAL (2.3) pour des groupes différant par l'âge, le sexe, l'articulation arthrosique considérée, l'indice de masse corporelle (IMC) et la sévérité de la

maladie par des tests non-paramétriques de Kruskal-Wallis. A l'exception de ce qui était observé pour la dimension 'Activités Sociales', les corrélations étaient bonnes ou modérées avec les dimensions correspondantes du SF-36. Les corrélations étaient excellentes avec les dimensions du WOMAC et bonnes avec l'indice de Lequesne. Les corrélations avec les indices cliniques et l'EVA de la douleur étaient modérées. Toutes les hypothèses concernant les capacités discriminantes ont été confirmées.

16. **Sensibilité au changement** (capacité du questionnaire à détecter un changement du concept mesuré dans le temps): analysée par des réponses moyennes standardisées après mise en place de prothèse et après injections d'acide hyaluronique. Concernant la mise en place de prothèse de genou ou de hanche pour arthrose, les résultats sont comparables aux résultats publiés dans la littérature obtenus avec d'autres instruments de mesure. Les résultats sont également comparables à ceux d'autres échelles utilisées dans l'arthrose (SF36, WOMAC et indice de Lequesne). Après visco-supplémentation de hanche, les RMS étaient bas (0.2-0.4) sauf pour les dimensions douleurs (0.5-0.6) et les différences entre les questionnaires étaient minimes. Ces RMS bas, concordants entre les différentes échelles de mesure, sont probablement expliqués par la faible ou la non efficacité du traitement.

17. **Interprétation** (possibilité d'assigner un sens qualitatif à des scores quantitatifs) et **détermination de la différence minimale significative et de la qualité de vie acceptable pour le patient**: en cours
18. Etude de la métrique de l'AMIQUAL par des **modèles de réponse à l'item** : en cours.
19. **Traduction-adaptation transculturelle**: en cours pour l'anglais (Canada) et l'espagnol (Mexique).

Versions de l'AMIQUAL:

Les versions 1.x sont les versions initiales avant analyse des caractéristiques psychométriques et la sélection des items sur des critères psychométriques

Les versions 2.x sont les versions après analyse quantitative et suppression de 3 items pour propriétés psychométriques insuffisantes.

Les x des 2 types de versions correspondent à des modifications de forme.

La version définitive est la version 2.3

3.3.2. Perspectives

3.3.2.1. Etude des propriétés métrologiques
3.3.2.1.1. Modèles de réponse à l'item

Des travaux complémentaires sur la métrique de l'échelle employée sont en cours de réalisation. Une analyse selon les modèles de réponse à l'item doit théoriquement permettre de transformer l'échelle de mesure ordinale de l'AMIQUAL en une échelle d'intervalle. Des analyses de réponse à l'item sont donc développées : modèle de crédit partiel généralisé (en cours).

3.3.2.2. Poursuite du développement
3.3.2.2.1. Développement international

Un projet de traduction-adaptation transculturelle est en cours selon une méthode validée (17, 18). Celle-ci a été réalisée en anglais et l'étude de validité est en cours au Canada. Le projet de développement a débuté en espagnol au Mexique. D'autres contacts sont en cours.

3.3.2.3. Applications
3.3.2.3.1. OQUAPIS

Observatoire de la QUAlité de vie des Patients traités par Injections de Synvisc
Dans l'AMIQUAL a été utilisé comme critère de jugement pour étudier l'effet des injections de Synvisc. Cette étude devrait notamment apporter des données pour mieux définir la différence minimale significative et la qualité de vie acceptable pour le patient.

3.3.2.3.2. AMIPRO

AMIPRO : Arthrose des Membres Inférieurs et PROthèse

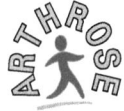

AMIPRO

Si les résultats à court terme des patients opérés pour PTH ou PTG sont souvent rapportés, les résultats à moyen et long terme le sont rarement en terme de qualité de vie. De plus, les déterminants de la qualité de vie sont rarement examinés et les résultats sont parfois discordants. Les parts respectives des facteurs pronostics pré-opératoires, de la réponse à 1 an et des facteurs associés (au moment de la mesure) sur les résultats à moyen et long terme n'ont jamais été analysées. Une étude d'épidémiologie clinique (AMIPRO) s'appuyant sur 1 cohorte prospective multi-sites d'analyse de la qualité de vie après mise en place de prothèse de hanche ou de genou est en cours. Les patients seront recontactés par courrier après un minimum de 2 ans de suivi. Les objectifs sont de comparer les scores de qualité de vie des patients opérés d'arthroplastie de hanche ou de genou aux scores de référence en population générale et d'analyser les déterminants de la qualité de vie après mise en place de prothèse de hanche ou de genou à moyen (4 ans) et à long terme (10 ans).

3.3.2.3.3. Cohorte 3000 arthroses

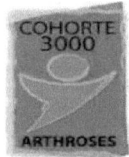

L'étude 3000 arthroses : prévalence, description, qualité de vie, consommation de soins, conséquences sociales et facteurs pronostiques des arthroses symptomatiques de hanche et de genou a plusieurs objectifs de recherche:

a) Une étude descriptive épidémiologique de la prévalence à l'échelon national des arthroses symptomatiques de hanche et de genou utilisant une méthode validée.

b) Une étude de cohorte de sujets représentatifs des arthroses symptomatiques de hanche et de genou de la population française afin de répondre à des questions d'épidémiologie clinique : progression structurale, impact sur la qualité de vie, consommation de soins, conséquences sociales et pratiques médicales.

Comme il est rappelé dans la loi de santé publique de 2004, il existe un besoin flagrant de données sur les conséquences de l'arthrose en France. On peut notamment mettre en exergue la nécessité de disposer d'informations recueillies directement au sein de la population générale, afin de préciser :

1. la fréquence de l'atteinte des 2 principales articulations touchées
2. les différents profils évolutifs de la maladie
3. les conséquences de cette arthrose en termes de handicap, de dépendance et d'altération de la qualité de vie
4. son impact en termes de consommation de soins, de retentissement social et de coût à l'échelon sociétal.

En raison du vieillissement, l'épidémiologie de l'arthrose est en train de se modifier et son impact clinique et économique doit être redéfini à l'aide de nouvelles estimations. L'augmentation de la morbidité et de ses conséquences avec l'âge modifie les données connues.

De plus, peu d'études ont été réalisées sur un échantillon représentatif en population générale (Zoertemeer survey, NHANES), et dans de nombreuses études les critères d'inclusion se basent sur une définition radiologique de l'arthrose, les personnes étant symptomatiques ou non.

L'impact de l'arthrose des membres inférieurs est probablement sous-estimé: incapacité, handicap, altération de la qualité de vie, coût des soins et conséquences sociales. Les facteurs pronostiques de l'évolution structurale et clinique sont mal connus notamment pour la hanche.

Il est donc essentiel de décrire l'histoire naturelle des arthroses symptomatiques de hanche et de genou à long terme et d'identifier les facteurs prédictifs de leur évolution et de leurs conséquences en termes de douleur, d'incapacité fonctionnelle, de qualité de vie, d'autonomie d'une part et de consommation de soins d'autre part. La cohorte permettra notamment de décrire et prédire les changements à moyen et long terme de l'incapacité et de la qualité de vie en fonction de paramètres socio-démographiques et cliniques et d'étudier le rôle prédictif de la qualité de vie à l'inclusion dans la cohorte sur l'évolution de la maladie.

Ce programme présente un intérêt national et international et s'inscrit dans les objectifs de :

- La loi de santé publique 9 août 2004 (100 objectifs)
- Le plan pour l'amélioration de la qualité de vie des personnes atteintes de maladies chroniques (en préparation)
- La décennie des Os et des Articulations

L'utilisation de l'AMIQUAL dans ce programme permettra de répondre à de nombreuses questions sur la qualité de vie, notamment sur l'étude de la qualité de vie comme facteur pronostique ou comme facteur d'aide à la décision : la qualité de vie peut-elle être un facteur pronostique d'évolution ou être utilisée comme une aide à la décision (intervention chirurgicale ou intensification du traitement médical...) ?

References

1. Acquadro C, Berzon R, Dubois D, Leidy NK, Marquis P, Revicki D, et al. Incorporating the patient's perspective into drug development and communication: an ad hoc task force report of the Patient-Reported Outcomes (PRO) Harmonization Group meeting at the Food and Drug Administration, February 16, 2001. Value Health 2003;6(5):522-31.
2. Willke RJ, Burke LB, Erickson P. Measuring treatment impact: a review of patient-reported outcomes and other efficacy endpoints in approved product labels. Control Clin Trials 2004;25(6):535-52.
3. Leidy NK, Revicki DA, Geneste B. Recommendations for evaluating the validity of quality of life claims for labeling and promotion. Value Health 1999;2(2):113-27.
4. Szende A, Leidy NK, Revicki D. Health-related quality of life and other patient-reported outcomes in the European centralized drug regulatory process: a review of guidance documents and performed authorizations of medicinal products 1995 to 2003. Value Health 2005;8(5):534-48.
5. FDA. Guidance for Industry Patient-Reported Outcomes: Use in Medical Product development to Support Labeling Claims. In. www.fda.gov/cder/guidance/5460dft.pdf ed; 2006.
6. ISOQOL. Are Patient Reported Outcomes Ready for Prime Time ? The ISOQOL Workshop on PROs and the FDA Draft Guidance for Industry. In. www.isoqol.org ed; 2006.
7. Nilsdotter AK, Petersson IF, Roos EM, Lohmander LS. Predictors of patient relevant outcome after total hip replacement for osteoarthritis: a prospective study. Ann Rheum Dis 2003;62(10):923-30.
8. Sharma L, Sinacore J, Daugherty C, Kuesis DT, Stulberg SD, Lewis M, et al. Prognostic factors for functional outcome of total knee replacement: a prospective study. J Gerontol A Biol Sci Med Sci 1996;51(4):M152-7.
9. Gilbody SM, House AO, Sheldon TA. Routinely administered questionnaires for depression and anxiety: systematic review. Bmj 2001;322(7283):406-9.
10. Gilbody SM, House AO, Sheldon T. Routine administration of Health Related Quality of Life (HRQoL) and needs assessment instruments to improve psychological outcome--a systematic review. Psychol Med 2002;32(8):1345-56.
11. Espallargues M, Valderas JM, Alonso J. Provision of feedback on perceived health status to health care professionals: a systematic review of its impact. Med Care 2000;38(2):175-86.
12. Greenhalgh J, Meadows K. The effectiveness of the use of patient-based measures of health in routine practice in improving the process and outcomes of patient care: a literature review. J Eval Clin Pract 1999;5(4):401-16.
13. Detmar SB, Muller MJ, Schornagel JH, Wever LD, Aaronson NK. Health-related quality-of-life assessments and patient-physician communication: a randomized controlled trial. Jama 2002;288(23):3027-34.
14. Velikova G, Booth L, Smith AB, Brown PM, Lynch P, Brown JM, et al. Measuring quality of life in routine oncology practice improves communication and patient well-being: a randomized controlled trial. J Clin Oncol 2004;22(4):714-24.
15. Meadows KA, Rogers D, Greene T. Attitudes to the use of health outcome questionnaires in the routine care of patients with diabetes: a survey of general practitioners and practice nurses. Br J Gen Pract 1998;48(434):1555-9.
16. Detmar SB, Aaronson NK, Wever LD, Muller M, Schornagel JH. How are you feeling? Who wants to know? Patients' and oncologists' preferences for discussing health-related quality-of-life issues. J Clin Oncol 2000;18(18):3295-301.
17. Guillemin F, Bombardier C, Beaton D. Cross-cultural adaptation of health-related quality of life measures: literature review and proposed guidelines. J Clin Epidemiol 1993;46(12):1417-32.
18. Beaton DE, Bombardier C, Guillemin F, Ferraz MB. Guidelines for the process of cross-cultural adaptation of self-report measures. Spine 2000;25(24):3186-91.
19. Hunt SM. The problem of quality of life. Qual Life Res 1997;6(3):205-12.
20. McKenna SP, Doward LC, Kohlmann T, Mercier C, Niero M, Paes M, et al. International development of the Quality of Life in Depression Scale (QLDS). J Affect Disord 2001;63(1-3):189-99.
21. McKenna SP, Hunt SM. A new measure of quality of life in depression: testing the reliability and construct validity of the QLDS. Health Policy 1992;22(3):321-30.

22. de Jong Z, van der Heijde D, McKenna SP, Whalley D. The reliability and construct validity of the RAQoL: a rheumatoid arthritis-specific quality of life instrument. Br J Rheumatol 1997;36(8):878-83.
23. Nordenfelt L. Concept and Measurement of Quality of Life in Health Care.: Springer; 1994.
24. World Health Organization. International Classification of Functioning, Disability and Health: ICF. http://www3.who.int/icf/icftemplate.cfm. In: Geneva. WHO; 2002.
25. Ueda S, Okawa Y. The subjective dimension of functioning and disability: what is it and what is it for? Disabil Rehabil 2003;25(11-12):596-601.
26. Ecole de Santé Publique - Université Henri Poincaré Nancy 1 - Faculté de Médecine, Direction Générale de la Santé - Ministère des solidarités de la santé et de la famille. Actes du séminaire préparatoire au plan visant à améliorer la qualité de vie des personnes atteintes de maladies chroniques. In: Santé publique, qualité de vie et maladies chroniques : attentes des patients et des professionnels; 8 décembre 2004; Paris; 8 décembre 2004.
27. Cieza A, Geyh S, Chatterji S, Kostanjsek N, Ustun B, Stucki G. ICF linking rules: an update based on lessons learned. J Rehabil Med 2005;37(4):212-8.
28. Cieza A, Brockow T, Ewert T, Amman E, Kollerits B, Chatterji S, et al. Linking health-status measurements to the international classification of functioning, disability and health. J Rehabil Med 2002;34(5):205-10.
29. Cieza A, Stucki G. Content comparison of health-related quality of life (HRQOL) instruments based on the international classification of functioning, disability and health (ICF). Qual Life Res 2005;14(5):1225-37.
30. Sigl T, Cieza A, van der Heijde D, Stucki G. ICF based comparison of disease specific instruments measuring physical functional ability in ankylosing spondylitis. Ann Rheum Dis 2005;64(11):1576-81.
31. Stamm T, Geyh S, Cieza A, Machold K, Kollerits B, Kloppenburg M, et al. Measuring functioning in patients with hand osteoarthritis--content comparison of questionnaires based on the International Classification of Functioning, Disability and Health (ICF). Rheumatology (Oxford) 2006.
32. Weigl M, Cieza A, Harder M, Geyh S, Amann E, Kostanjsek N, et al. Linking osteoarthritis-specific health-status measures to the International Classification of Functioning, Disability, and Health (ICF). Osteoarthritis Cartilage 2003;11(7):519-23.
33. Stamm TA, Cieza A, Machold KP, Smolen JS, Stucki G. Content comparison of occupation-based instruments in adult rheumatology and musculoskeletal rehabilitation based on the International Classification of Functioning, Disability and Health. Arthritis Rheum 2004;51(6):917-24.
34. Whiteneck GG, Harrison-Felix CL, Mellick DC, Brooks CA, Charlifue SB, Gerhart KA. Quantifying environmental factors: a measure of physical, attitudinal, service, productivity, and policy barriers. Arch Phys Med Rehabil 2004;85(8):1324-35.
35. World Health Organization. The World Health Organization Quality of Life assessment (WHOQOL): position paper from the World Health Organization. Soc Sci Med 1995;41(10):1403-9.
36. Nunnally J. Psychometric Theory. 2 ed. New York: McGraw-Hill Book Company; 1978.
37. Leplège A, Coste J. Mesure de la santé perceptuelle et de la qualité de vie- méthodes et applications. Paris: Estem éditions; 1999.
38. O'Boyle CA, McGee H, Hickey A, O'Malley K, Joyce CR. Individual quality of life in patients undergoing hip replacement. Lancet 1992;339(8801):1088-91.
39. Wright JG, Young NL. The patient-specific index: asking patients what they want. J Bone Joint Surg Am 1997;79(7):974-83.
40. Bellamy N, Buchanan WW, Goldsmith CH, Campbell J, Duku E. Signal measurement strategies: are they feasible and do they offer any advantage in outcome measurement in osteoarthritis? Arthritis Rheum 1990;33(5):739-45.
41. The Cochrane Collaboration, Patient Reported Outcomes Methods Group. What is PRO ? In. http://www.cochrane-hrqol-mg.org/ ed; 2006.
42. Bardin L. L'analyse de contenu. Puf, Le psychologue ed; 2001.
43. Raczek AE, Ware JE, Bjorner JB, Gandek B, Haley SM, Aaronson NK, et al. Comparison of Rasch and summated rating scales constructed from SF-36 physical functioning items in seven

countries: results from the IQOLA Project. International Quality of Life Assessment. J Clin Epidemiol 1998;51(11):1203-14.
44. McHorney CA, Haley SM, Ware JE, Jr. Evaluation of the MOS SF-36 Physical Functioning Scale (PF-10): II. Comparison of relative precision using Likert and Rasch scoring methods. J Clin Epidemiol 1997;50(4):451-61.
45. Coste J, Guillemin F, Pouchot J, Fermanian J. Methodological approaches to shortening composite measurement scales. J Clin Epidemiol 1997;50(3):247-52.
46. Guillemin F, Coste J, Pouchot J, Ghezail M, Bregeon C, Sany J. The AIMS2-SF: a short form of the Arthritis Impact Measurement Scales 2. French Quality of Life in Rheumatology Group. Arthritis Rheum 1997;40(7):1267-74.
47. Luquet C, Chau N, Guillemin F, Nadif M, Moreau T, Gavillot C, et al. A method for shortening instruments using the Rasch model. Validation on a hand functional measure. Rev Epidemiol Sante Publique 2001;49(3):273-86.
48. Jaeschke R, Singer J, Guyatt GH. Measurement of health status. Ascertaining the minimal clinically important difference. Control Clin Trials 1989;10(4):407-15.
49. Beaton DE, Bombardier C, Katz JN, Wright JG, Wells G, Boers M, et al. Looking for important change/differences in studies of responsiveness. OMERACT MCID Working Group. Outcome Measures in Rheumatology. Minimal Clinically Important Difference. J Rheumatol 2001;28(2):400-5.
50. Wells G, Beaton D, Shea B, Boers M, Simon L, Strand V, et al. Minimal clinically important differences: review of methods. J Rheumatol 2001;28(2):406-12.
51. Goldsmith CH, Boers M, Bombardier C, Tugwell P. Criteria for clinically important changes in outcomes: development, scoring and evaluation of rheumatoid arthritis patient and trial profiles. OMERACT Committee. J Rheumatol 1993;20(3):561-5.
52. Tubach F, Ravaud P, Baron G, Falissard B, Logeart I, Bellamy N, et al. Evaluation of clinically relevant states in patient reported outcomes in knee and hip osteoarthritis: the patient acceptable symptom state. Ann Rheum Dis 2005;64(1):34-7.
53. Tubach F, Wells GA, Ravaud P, Dougados M. Minimal clinically important difference, low disease activity state, and patient acceptable symptom state: methodological issues. J Rheumatol 2005;32(10):2025-9.
54. Tubach F, Ravaud P, Baron G, Falissard B, Logeart I, Bellamy N, et al. Evaluation of clinically relevant changes in patient reported outcomes in knee and hip osteoarthritis: the minimal clinically important improvement. Ann Rheum Dis 2005;64(1):29-33.
55. Riddle DL, Stratford PW, Binkley JM. Sensitivity to change of the Roland-Morris Back Pain Questionnaire: part 2. Phys Ther 1998;78(11):1197-207.
56. Tubach F, Dougados M, Falissard B, Baron G, Logeart I, Ravaud P. Feeling good rather than feeling better matters more to patients. Arthritis Rheum 2006;55(4):526-30.
57. Bellamy N, Buchanan WW, Goldsmith CH, Campbell J, Stitt LW. Validation study of WOMAC: a health status instrument for measuring clinically important patient relevant outcomes to antirheumatic drug therapy in patients with osteoarthritis of the hip or knee. J Rheumatol 1988;15(12):1833-40.
58. Lequesne MG, Mery C, Samson M, Gerard P. Indexes of severity for osteoarthritis of the hip and knee. Validation--value in comparison with other assessment tests. Scand J Rheumatol Suppl 1987;65:85-9.
59. Meenan RF, Mason JH, Anderson JJ, Guccione AA, Kazis LE. AIMS2. The content and properties of a revised and expanded Arthritis Impact Measurement Scales Health Status Questionnaire. Arthritis Rheum 1992;35(1):1-10.
60. Ren XS, Kazis L, Meenan RF. Short-form Arthritis Impact Measurement Scales 2: tests of reliability and validity among patients with osteoarthritis. Arthritis Care Res 1999;12(3):163-71.
61. Pouchot J, Guillemin F, Coste J, Bregeon C, Sany J. Validity, reliability, and sensitivity to change of a French version of the arthritis impact measurement scales 2 (AIMS2) in patients with rheumatoid arthritis treated with methotrexate. J Rheumatol 1996;23(1):52-60.
62. Guillemin FM, E. et le groupe Qualité de Vie en Rhumatologie. Caractéristiques de l'EMIR pour la mesure de la qualité de vie dans l'arthrose. Synoviale 1997;spécial juin:16-18.
63. Fautrel. B, Hilliquin. P, Rozenberg. S, Allaert. FA, Coste. P, Leclerc. A, et al. Human impact of osteoarthritis: results of a nationwide survey of 10000 patients consulting for OA.

64. Boutron I, Poiraudeau S, Ravaud JF, Baron G, Revel M, Nizard R, et al. Disability in adults with hip and knee arthroplasty: a French national community based survey. Ann Rheum Dis 2003;62(8):748-54.
65. Rossignol M, Leclerc A, Hilliquin P, Allaert FA, Rozenberg S, Valat JP, et al. Primary osteoarthritis and occupations: a national cross sectional survey of 10 412 symptomatic patients. Occup Environ Med 2003;60(11):882-6.
66. van Saase JL, van Romunde LK, Cats A, Vandenbroucke JP, Valkenburg HA. Epidemiology of osteoarthritis: Zoetermeer survey. Comparison of radiological osteoarthritis in a Dutch population with that in 10 other populations. Ann Rheum Dis 1989;48(4):271-80.
67. Kelsey JL. Prevalence studies of the epidemiology of osteoarthritis. In: Shulman LE, editor. Epidemiology of the rheumatic diseases. New-York: Gower Medical Publishing; 1984. p. 282-88.
68. Kelsey JL, Hochberg MC. Epidemiology of chronic musculoskeletal disorders. Annu Rev Public Health 1988;9:379-401.
69. Altman R. Various aspects of the epidemiology of osteoarthritis. Rev Rhum Ed Fr 1994;61:89S-92S.
70. Bagge E, Bjelle A, Eden S, Svanborg A. Osteoarthritis in the elderly: clinical and radiological findings in 79 and 85 year olds. Ann Rheum Dis 1991;50(8):535-9.
71. Anderson JJ, Felson DT. Factors associated with osteoarthritis of the knee in the first national Health and Nutrition Examination Survey (HANES I). Evidence for an association with overweight, race, and physical demands of work. Am J Epidemiol 1988;128(1):179-89.
72. Felson DT, Naimark A, Anderson J, Kazis L, Castelli W, Meenan RF. The prevalence of knee osteoarthritis in the elderly. The Framingham Osteoarthritis Study. Arthritis Rheum 1987;30(8):914-8.
73. Hart DJ, Doyle DV, Spector TD. Incidence and risk factors for radiographic knee osteoarthritis in middle-aged women: the Chingford Study. Arthritis Rheum 1999;42(1):17-24.
74. Mannoni A, Briganti MP, Di Bari M, Ferrucci L, Costanzo S, Serni U, et al. Epidemiological profile of symptomatic osteoarthritis in older adults: a population based study in Dicomano, Italy. Ann Rheum Dis 2003;62(6):576-8.
75. van Schaardenburg D, Van den Brande KJ, Ligthart GJ, Breedveld FC, Hazes JM. Musculoskeletal disorders and disability in persons aged 85 and over: a community survey. Ann Rheum Dis 1994;53(12):807-11.
76. Jacobsson L, Lindgarde F, Manthorpe R. The commonest rheumatic complaints of over six weeks' duration in a twelve-month period in a defined Swedish population. Prevalences and relationships. Scand J Rheumatol 1989;18(6):353-60.
77. Kellgren JH, Lawrence JS. Radiological assessment of osteo-arthrosis. Ann Rheum Dis 1957;16(4):494-502.
78. Cicuttini FM, Spector TD. Osteoarthritis in the aged. Epidemiological issues and optimal management. Drugs Aging 1995;6(5):409-20.
79. Dieppe PA, Lohmander LS. Pathogenesis and management of pain in osteoarthritis. Lancet 2005;365(9463):965-73.
80. Mandelbaum B, Waddell D. Etiology and pathophysiology of osteoarthritis. Orthopedics 2005;28(2 Suppl):s207-14.
81. Ayral X, Pickering EH, Woodworth TG, Mackillop N, Dougados M. Synovitis: a potential predictive factor of structural progression of medial tibiofemoral knee osteoarthritis -- results of a 1 year longitudinal arthroscopic study in 422 patients. Osteoarthritis Cartilage 2005;13(5):361-7.
82. Sharif M, Kirwan JR, Elson CJ, Granell R, Clarke S. Suggestion of nonlinear or phasic progression of knee osteoarthritis based on measurements of serum cartilage oligomeric matrix protein levels over five years. Arthritis Rheum 2004;50(8):2479-88.
83. Zhang W, Doherty M, Arden N, Bannwarth B, Bijlsma J, Gunther KP, et al. EULAR evidence based recommendations for the management of hip osteoarthritis: report of a task force of the EULAR Standing Committee for International Clinical Studies Including Therapeutics (ESCISIT). Ann Rheum Dis 2005;64(5):669-81.
84. Jordan KM, Arden NK, Doherty M, Bannwarth B, Bijlsma JW, Dieppe P, et al. EULAR Recommendations 2003: an evidence based approach to the management of knee osteoarthritis: Report of a Task Force of the Standing Committee for International Clinical Studies Including Therapeutic Trials (ESCISIT). Ann Rheum Dis 2003;62(12):1145-55.

85. Hawker GA, Wright JG, Coyte PC, Williams JI, Harvey B, Glazier R, et al. Differences between men and women in the rate of use of hip and knee arthroplasty. N Engl J Med 2000;342(14):1016-22.
86. Merx H, Dreinhofer K, Schrader P, Sturmer T, Puhl W, Gunther KP, et al. International variation in hip replacement rates. Ann Rheum Dis 2003;62(3):222-6.
87. Wolfe F, Lane NE. The longterm outcome of osteoarthritis: rates and predictors of joint space narrowing in symptomatic patients with knee osteoarthritis. J Rheumatol 2002;29(1):139-46.
88. Haara MM, Manninen P, Kroger H, Arokoski JP, Karkkainen A, Knekt P, et al. Osteoarthritis of finger joints in Finns aged 30 or over: prevalence, determinants, and association with mortality. Ann Rheum Dis 2003;62(2):151-8.
89. Dougados M, Gueguen A, Nguyen M, Berdah L, Lequesne M, Mazieres B, et al. Radiological progression of hip osteoarthritis: definition, risk factors and correlations with clinical status. Ann Rheum Dis 1996;55(6):356-62.
90. Hart DJ, Cronin C, Daniels M, Worthy T, Doyle DV, Spector TD. The relationship of bone density and fracture to incident and progressive radiographic osteoarthritis of the knee: the Chingford Study. Arthritis Rheum 2002;46(1):92-9.
91. Zhang Y, Hannan MT, Chaisson CE, McAlindon TE, Evans SR, Aliabadi P, et al. Bone mineral density and risk of incident and progressive radiographic knee osteoarthritis in women: the Framingham Study. J Rheumatol 2000;27(4):1032-7.
92. Felson DT, Goggins J, Niu J, Zhang Y, Hunter DJ. The effect of body weight on progression of knee osteoarthritis is dependent on alignment. Arthritis Rheum 2004;50(12):3904-9.
93. Reijman M, Hazes JM, Pols HA, Bernsen RM, Koes BW, Bierma-Zeinstra SM. Role of radiography in predicting progression of osteoarthritis of the hip: prospective cohort study. Bmj 2005;330(7501):1183.
94. Lane NE, Nevitt MC, Hochberg MC, Hung YY, Palermo L. Progression of radiographic hip osteoarthritis over eight years in a community sample of elderly white women. Arthritis Rheum 2004;50(5):1477-86.
95. Mazieres B, Garnero P, Gueguen A, Abbal M, Berdah L, Lequesne M, et al. Molecular markers of cartilage breakdown and synovitis at baseline as predictors of structural progression of hip osteoarthritis. The ECHODIAH Cohort. Ann Rheum Dis 2006;65(3):354-9.
96. Sprangers MA, de Regt EB, Andries F, van Agt HM, Bijl RV, de Boer JB, et al. Which chronic conditions are associated with better or poorer quality of life? J Clin Epidemiol 2000;53(9):895-907.
97. Brooks PM. Impact of osteoarthritis on individuals and society: how much disability? Social consequences and health economic implications. Curr Opin Rheumatol 2002;14(5):573-7.
98. Hawley DJ, Wolfe F. Pain, disability, and pain/disability relationships in seven rheumatic disorders: a study of 1,522 patients. J Rheumatol 1991;18(10):1552-7.
99. Meenan RF. The AIMS approach to health status measurement: conceptual background and measurement properties. J Rheumatol 1982;9(5):785-8.
100. Kennedy D, Stratford PW, Pagura SM, Walsh M, Woodhouse LJ. Comparison of gender and group differences in self-report and physical performance measures in total hip and knee arthroplasty candidates. J Arthroplasty 2002;17(1):70-7.
101. Leffrondré. K, Abrahamowicz. M, Hawker. GA, Badley. E, Reageasse. A, McCusker. J, et al. Longitudinal patterns of change in disability in osteoarthritis. Arthritis Rheum 2003:S664 (abstract).
102. Dieppe PA, Cushnaghan J, Shepstone L. The Bristol 'OA500' study: progression of osteoarthritis (OA) over 3 years and the relationship between clinical and radiographic changes at the knee joint. Osteoarthritis Cartilage 1997;5(2):87-97.
103. Dieppe P, Cushnaghan J, Tucker M, Browning S, Shepstone L. The Bristol 'OA500 study': progression and impact of the disease after 8 years. Osteoarthritis Cartilage 2000;8(2):63-8.
104. Carr AJ. Beyond disability: measuring the social and personal consequences of osteoarthritis. Osteoarthritis Cartilage 1999;7(2):230-8.
105. Fielden JM, Gander PH, Horne JG, Lewer BM, Green RM, Devane PA. An assessment of sleep disturbance in patients before and after total hip arthroplasty. J Arthroplasty 2003;18(3):371-6.
106. de Bock GH, Kaptein AA, Touw-Otten F, Mulder JD. Health-related quality of life in patients with osteoarthritis in a family practice setting. Arthritis Care Res 1995;8(2):88-93.
107. Dexter P, Brandt K. Distribution and predictors of depressive symptoms in osteoarthritis. J Rheumatol 1994;21(2):279-86.

108. Rejeski WJ, Craven T, Ettinger WH, Jr., McFarlane M, Shumaker S. Self-efficacy and pain in disability with osteoarthritis of the knee. J Gerontol B Psychol Sci Soc Sci 1996;51(1):P24-9.
109. Rejeski WJ, Miller ME, Foy C, Messier S, Rapp S. Self-efficacy and the progression of functional limitations and self-reported disability in older adults with knee pain. J Gerontol B Psychol Sci Soc Sci 2001;56(5):S261-5.
110. Miller ME, Rejeski WJ, Messier SP, Loeser RF. Modifiers of change in physical functioning in older adults with knee pain: the Observational Arthritis Study in Seniors (OASIS). Arthritis Rheum 2001;45(4):331-9.
111. O'Reilly SC, Muir KR, Doherty M. Knee pain and disability in the Nottingham community: association with poor health status and psychological distress. Br J Rheumatol 1998;37(8):870-3.
112. Creamer P, Lethbridge-Cejku M, Hochberg MC. Factors associated with functional impairment in symptomatic knee osteoarthritis. Rheumatology (Oxford) 2000;39(5):490-6.
113. Fielden JM, Scott S, Horne JG. An investigation of patient satisfaction following discharge after total hip replacement surgery. Orthop Nurs 2003;22(6):429-36.
114. Wiklund I, Romanus B. A comparison of quality of life before and after arthroplasty in patients who had arthrosis of the hip joint. J Bone Joint Surg Am 1991;73(5):765-9.
115. Wilcox S, Brenes GA, Levine D, Sevick MA, Shumaker SA, Craven T. Factors related to sleep disturbance in older adults experiencing knee pain or knee pain with radiographic evidence of knee osteoarthritis. J Am Geriatr Soc 2000;48(10):1241-51.
116. Gutweniger S, Kopp M, Mur E, Gunther V. Body image of women with rheumatoid arthritis. Clin Exp Rheumatol 1999;17(4):413-7.
117. Rogers JC, Holm MB, Beach S, Schulz R, Starz TW. Task independence, safety, and adequacy among nondisabled and osteoarthritis-disabled older women. Arthritis Rheum 2001;45(5):410-8.
118. Mangione CM, Goldman L, Orav EJ, Marcantonio ER, Pedan A, Ludwig LE, et al. Health-related quality of life after elective surgery: measurement of longitudinal changes. J Gen Intern Med 1997;12(11):686-97.
119. Nilsdotter AK, Roos EM, Westerlund JP, Roos HP, Lohmander LS. Comparative responsiveness of measures of pain and function after total hip replacement. Arthritis Rheum 2001;45(3):258-62.
120. Rissanen P, Aro S, Sintonen H, Slatis P, Paavolainen P. Quality of life and functional ability in hip and knee replacements: a prospective study. Qual Life Res 1996;5(1):56-64.
121. Sharma L, Cahue S, Song J, Hayes K, Pai YC, Dunlop D. Physical functioning over three years in knee osteoarthritis: role of psychosocial, local mechanical, and neuromuscular factors. Arthritis Rheum 2003;48(12):3359-70.
122. Sharma L, Song J, Felson DT, Cahue S, Shamiyeh E, Dunlop DD. The role of knee alignment in disease progression and functional decline in knee osteoarthritis. Jama 2001;286(2):188-95.
123. Chang A, Hayes K, Dunlop D, Hurwitz D, Song J, Cahue S, et al. Thrust during ambulation and the progression of knee osteoarthritis. Arthritis Rheum 2004;50(12):3897-903.
124. O'Reilly SC, Jones A, Muir KR, Doherty M. Quadriceps weakness in knee osteoarthritis: the effect on pain and disability. Ann Rheum Dis 1998;57(10):588-94.
125. Sharma L, Dunlop DD, Cahue S, Song J, Hayes KW. Quadriceps strength and osteoarthritis progression in malaligned and lax knees. Ann Intern Med 2003;138(8):613-9.
126. Brandt KD, Heilman DK, Slemenda C, Katz BP, Mazzuca SA, Braunstein EM, et al. Quadriceps strength in women with radiographically progressive osteoarthritis of the knee and those with stable radiographic changes. J Rheumatol 1999;26(11):2431-7.
127. Penninx BW, Messier SP, Rejeski WJ, Williamson JD, DiBari M, Cavazzini C, et al. Physical exercise and the prevention of disability in activities of daily living in older persons with osteoarthritis. Arch Intern Med 2001;161(19):2309-16.
128. Messier SP, Loeser RF, Miller GD, Morgan TM, Rejeski WJ, Sevick MA, et al. Exercise and dietary weight loss in overweight and obese older adults with knee osteoarthritis: the Arthritis, Diet, and Activity Promotion Trial. Arthritis Rheum 2004;50(5):1501-10.
129. Fortin PR, Penrod JR, Clarke AE, St-Pierre Y, Joseph L, Belisle P, et al. Timing of total joint replacement affects clinical outcomes among patients with osteoarthritis of the hip or knee. Arthritis Rheum 2002;46(12):3327-30.

130. Ethgen O, Vanparijs P, Delhalle S, Rosant S, Bruyere O, Reginster JY. Social support and health-related quality of life in hip and knee osteoarthritis. Qual Life Res 2004;13(2):321-30.
131. Fitzgerald JD, Orav EJ, Lee TH, Marcantonio ER, Poss R, Goldman L, et al. Patient quality of life during the 12 months following joint replacement surgery. Arthritis Rheum 2004;51(1):100-9.
132. Pham T, van der Heijde D, Altman RD, Anderson JJ, Bellamy N, Hochberg M, et al. OMERACT-OARSI initiative: Osteoarthritis Research Society International set of responder criteria for osteoarthritis clinical trials revisited. Osteoarthritis Cartilage 2004;12(5):389-99.
133. Recommendations for the registration of drugs used in the treatment of osteoarthritis. Group for the respect of ethics and excellence in science (GREES): osteoarthritis section. Ann Rheum Dis 1996;55(8):552-7.
134. FDA. Guidance for industry. Clinical development programs for drugs, devices and biological products intended for the treatment of osteoarthritis (OA) 1999. Available at: http://www.fda.gov/cber/gdlns/osteo. Accessed July 2nd 2003. In.
135. Bellamy N, Kirwan J, Boers M, Brooks P, Strand V, Tugwell P, et al. Recommendations for a core set of outcome measures for future phase III clinical trials in knee, hip, and hand osteoarthritis. Consensus development at OMERACT III. J Rheumatol 1997;24(4):799-802.
136. Turk DC, Dworkin RH, Allen RR, Bellamy N, Brandenburg N, Carr DB, et al. Core outcome domains for chronic pain clinical trials: IMMPACT recommendations. Pain 2003;106(3):337-45.
137. Bellamy N. Outcome measurement in osteoarthritis clinical trials. J Rheumatol Suppl 1995;43:49-51.
138. Pham T, Van Der Heijde D, Lassere M, Altman RD, Anderson JJ, Bellamy N, et al. Outcome variables for osteoarthritis clinical trials: The OMERACT-OARSI set of responder criteria. J Rheumatol 2003;30(7):1648-54.
139. Kosinski M, Keller SD, Hatoum HT, Kong SX, Ware JE, Jr. The SF-36 Health Survey as a generic outcome measure in clinical trials of patients with osteoarthritis and rheumatoid arthritis: tests of data quality, scaling assumptions and score reliability. Med Care 1999;37(5 Suppl):MS10-22.
140. Pouchot J, Coste J, Guillemin F. Impact of osteoarthritis on quality of life. In: JY. Reginster J, P. Pelletier, J. Martel-Pelletier, Y. Henrotin, editor. Osteoarthritis, Clinical and experimental aspects. Berlin: Springer; 1999. p. 331-359.
141. Ethgen O, Bruyere O, Richy F, Dardennes C, Reginster JY. Health-Related Quality of Life in Total Hip and Total Knee Arthroplasty. A Qualitative and Systematic Review of the Literature. J Bone Joint Surg Am 2004;86(5):963-974.
142. Hawker G, Melfi C, Paul J, Green R, Bombardier C. Comparison of a generic (SF-36) and a disease specific (WOMAC) (Western Ontario and McMaster Universities Osteoarthritis Index) instrument in the measurement of outcomes after knee replacement surgery. J Rheumatol 1995;22(6):1193-6.
143. Ware JE, Jr., Gandek B. Overview of the SF-36 Health Survey and the International Quality of Life Assessment (IQOLA) Project. J Clin Epidemiol 1998;51(11):903-12.
144. Ware J, Kosinski M, Keller S. SF-36 physical and mental health summary scale: a user's manual. Boston: MA: the health institute; 1994.
145. Ware JE, Jr., Gandek B, Kosinski M, Aaronson NK, Apolone G, Brazier J, et al. The equivalence of SF-36 summary health scores estimated using standard and country-specific algorithms in 10 countries: results from the IQOLA Project. International Quality of Life Assessment. J Clin Epidemiol 1998;51(11):1167-70.
146. Leplege A, Ecosse E, Verdier A, Perneger TV. The French SF-36 Health Survey: translation, cultural adaptation and preliminary psychometric evaluation. J Clin Epidemiol 1998;51(11):1013-23.
147. Guillemin F, Virion JM, Escudier P, De Talance N, Weryha G. Effect on osteoarthritis of spa therapy at Bourbonne-les-Bains. Joint Bone Spine 2001;68(6):499-503.
148. Fransen M, Edmonds J. Reliability and validity of the EuroQol in patients with osteoarthritis of the knee. Rheumatology (Oxford) 1999;38(9):807-13.
149. Ackerman IN, Graves SE, Bennell KL, Osborne RH. Evaluating quality of life in hip and knee replacement: Psychometric properties of the World Health Organization Quality of Life short version instrument. Arthritis Rheum 2006;55(4):583-90.

150. Bellamy N. The WOMAC Knee and Hip Osteoarthritis Indices: development, validation, globalization and influence on the development of the AUSCAN Hand Osteoarthritis Indices. Clin Exp Rheumatol 2005;23(5 Suppl 39):S148-53.
151. Faucher M, Poiraudeau S, Lefevre-Colau MM, Rannou F, Fermanian J, Revel M. Algo-functional assessment of knee osteoarthritis: comparison of the test-retest reliability and construct validity of the WOMAC and Lequesne indexes. Osteoarthritis Cartilage 2002;10(8):602-10.
152. Faucher M, Poiraudeau S, Lefevre-Colau MM, Rannou F, Fermanian J, Revel M. Assessment of the test-retest reliability and construct validity of a modified WOMAC index in knee osteoarthritis. Joint Bone Spine 2004;71(2):121-7.
153. Tubach F, Baron G, Falissard B, Logeart I, Dougados M, Bellamy N, et al. Using patients' and rheumatologists' opinions to specify a short form of the WOMAC function subscale. Ann Rheum Dis 2005;64(1):75-9.
154. Fries JF, Spitz P, Kraines RG, Holman HR. Measurement of patient outcome in arthritis. Arthritis Rheum 1980;23(2):137-45.
155. Guillemin F, Briançon S, Pourel J. [Measurement of the functional capacity in rheumatoid polyarthritis: a French adaptation of the Health Assessment Questionnaire (HAQ)]. Rev Rhum Mal Osteoartic 1991;58(6):459-65.
156. Brazier JE, Harper R, Munro J, Walters SJ, Snaith ML. Generic and condition-specific outcome measures for people with osteoarthritis of the knee. Rheumatology (Oxford) 1999;38(9):870-7.
157. Laupacis A, Bourne R, Rorabeck C, Feeny D, Wong C, Tugwell P, et al. The effect of elective total hip replacement on health-related quality of life. J Bone Joint Surg Am 1993;75(11):1619-26.
158. Garratt AM, Brealey S, Gillespie WJ. Patient-assessed health instruments for the knee: a structured review. Rheumatology (Oxford) 2004;43(11):1414-23.
159. Sun Y, Sturmer T, Gunther KP, Brenner H. Reliability and validity of clinical outcome measurements of osteoarthritis of the hip and knee--a review of the literature. Clin Rheumatol 1997;16(2):185-98.
160. Veenhof C, Bijlsma JW, van den Ende CH, Dijk GM, Pisters MF, Dekker J. Psychometric evaluation of osteoarthritis questionnaires: A systematic review of the literature. Arthritis Rheum 2006;55(3):480-492.
161. Altman R, Alarcon G, Appelrouth D, Bloch D, Borenstein D, Brandt K, et al. The American College of Rheumatology criteria for the classification and reporting of osteoarthritis of the hip. Arthritis Rheum 1991;34(5):505-14.
162. Altman R, Asch E, Bloch D, Bole G, Borenstein D, Brandt K, et al. Development of criteria for the classification and reporting of osteoarthritis. Classification of osteoarthritis of the knee. Diagnostic and Therapeutic Criteria Committee of the American Rheumatism Association. Arthritis Rheum 1986;29(8):1039-49.
163. Rat AC, Coste J, Pouchot J, Baumann M, Spitz E, Retel-Rude N, et al. OAKHQOL: A new instrument to measure quality of life in knee and hip osteoarthritis. J Clin Epidemiol 2005;58(1):47-55.
164. Guillemin f, Coste J, Retel-Rude N, Spitz E, Baumann M, Tarquino C, et al. Strategy and methodology for choice of items in psychometric measurement: designing a quality of life instrument for of hip and knee osteoarthritis. In: Mesbah M, Cole BF, Ting Lee ML, editors. Statistical methods for quality of life studies: design, measurements and analysis: Dordrecht: Kluwer Academic Publishers; 2002.
165. Fisher RP, Geiselman RE, Amador M. Field test of the Cognitive Interview: enhancing the recollection of actual victims and witnesses of crime. J Appl Psychol 1989;74(5):722-7.
166. Nguyen Thi PL, Briancon S, Empereur F, Guillemin F. Factors determining inpatient satisfaction with care. Soc Sci Med 2002;54(4):493-504.
167. Xie F, Li SC, Fong KY, Lo NN, Yeo SJ, Yang KY, et al. What health domains and items are important to patients with knee osteoarthritis? A focus group study in a multiethnic urban Asian population. Osteoarthritis Cartilage 2006;14(3):224-30.
168. Xie F, Li SC, Thumboo J. Do health-related quality-of-life domains and items in knee and hip osteoarthritis vary in importance across social-cultural contexts? A qualitative systematic literature review. Semin Arthritis Rheum 2005;34(6):793-804.

169. Doeglas D, Suurmeijer T, Briancon S, Moum T, Krol B, Bjelle A, et al. An international study on measuring social support: interactions and satisfaction. Soc Sci Med 1996;43(9):1389-97.
170. Suurmeijer TP, Doeglas DM, Briancon S, Krijnen WP, Krol B, Sanderman R, et al. The measurement of social support in the 'European Research on Incapacitating Diseases and Social Support': the development of the Social Support Questionnaire for Transactions (SSQT). Soc Sci Med 1995;40(9):1221-9.
171. Hawker GA, Wright JG, Badley EM, Coyte PC. Perceptions of, and willingness to consider, total joint arthroplasty in a population-based cohort of individuals with disabling hip and knee arthritis. Arthritis Rheum 2004;51(4):635-41.
172. Cronan TA, Groessl E, Kaplan RM. The effects of social support and education interventions on health care costs. Arthritis Care Res 1997;10(2):99-110.
173. Jordan JM, Bernard SL, Callahan LF, Kincade JE, Konrad TR, DeFriese GH. Self-reported arthritis-related disruptions in sleep and daily life and the use of medical, complementary, and self-care strategies for arthritis: the National Survey of Self-care and Aging. Arch Fam Med 2000;9(2):143-9.
174. Gignac MA, Cott C. A conceptual model of independence and dependence for adults with chronic physical illness and disability. Soc Sci Med 1998;47(6):739-53.
175. Bellamy N. Osteoarthritis clinical trials: candidate variables and clinimetric properties. J Rheumatol 1997;24(4):768-78.

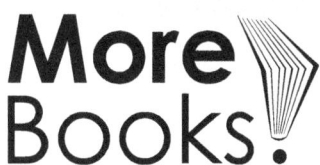
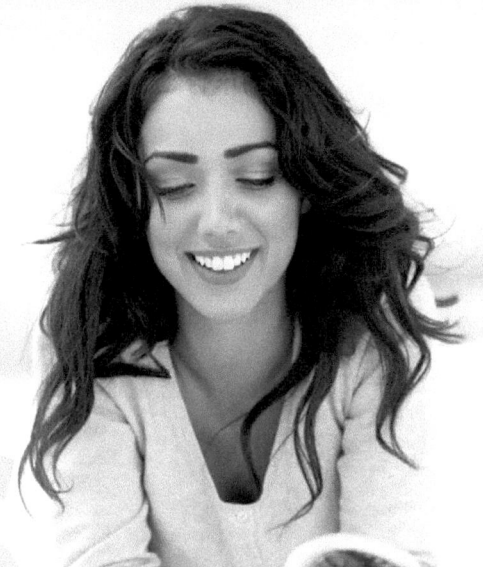

Oui, je veux morebooks!

I want morebooks!

Buy your books fast and straightforward online - at one of the world's fastest growing online book stores! Environmentally sound due to Print-on-Demand technologies.

Buy your books online at

www.get-morebooks.com

Achetez vos livres en ligne, vite et bien, sur l'une des librairies en ligne les plus performantes au monde!
En protégeant nos ressources et notre environnement grâce à l'impression à la demande.

La librairie en ligne pour acheter plus vite

www.morebooks.fr

OmniScriptum Marketing DEU GmbH
Heinrich-Böcking-Str. 6-8
D - 66121 Saarbrücken
Telefax: +49 681 93 81 567-9

info@omniscriptum.de
www.omniscriptum.de

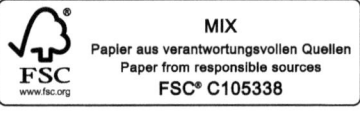

Printed by Books on Demand GmbH, Norderstedt / Germany